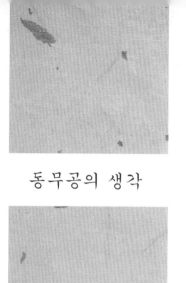

동무공의 생각

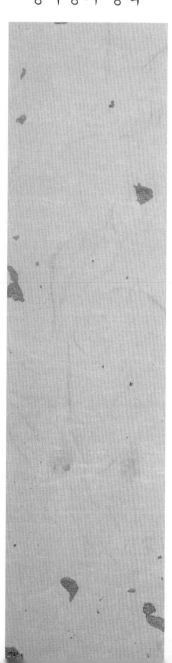

동무공의 생각

이강재 지음 | 박병희 · 서배배 번역

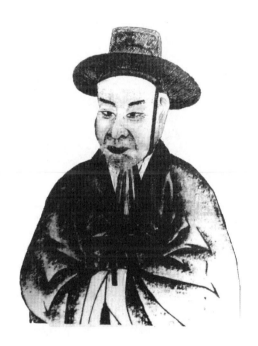

杏林書院
Haenglimseowon

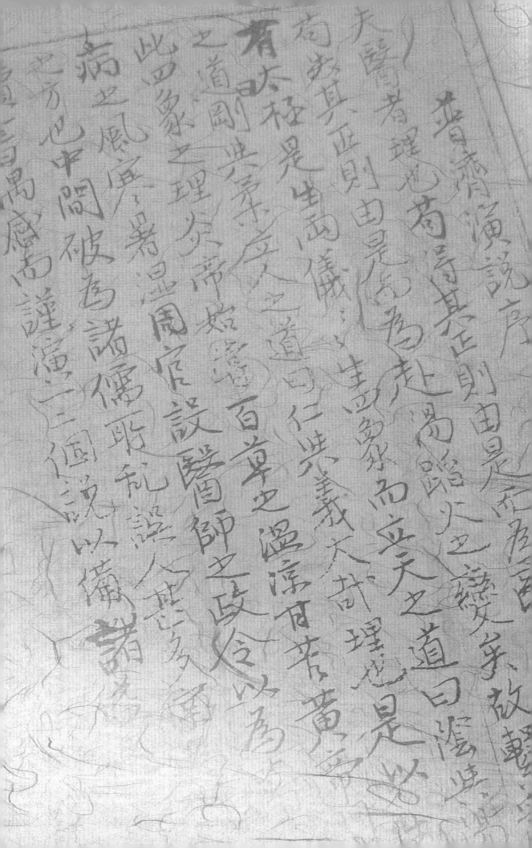

昔濟演說序其正則由是所居眷

大醫者理也苟得其正則由是偏為趨陽路火之變矣故輟

苟此極是生兩儀之道曰仁生兩象而立天之道曰陰是以

有此道剛柔之理炭帝始生兩儀之道曰仁共義大扣埋黃帝

之道剛柔之理炭帝始生百草之溫涼百茅之溫涼百茅黃

此四象之象之理誤醫師之政令以為

病之風寒暑濕周底誤諸儒取瓶說人態為

逼之方必中間破為諸儒取瓶說人態為感而謹演二個說以備諸

Contents

[1] 동무 공_東武 公 ··· 7

[2] 수세보원_壽世保元 ·· 35

[3] 권지일_卷之一 ··· 55

[4] 성명론_性命論 ··· 77

[5] 사단론_四端論 ··· 129

[6] 확충론_擴充論 ··· 191

[7] 장부론_臟腑論 ··· 223

[8] 사상인변증론_四象人辨證論 ················· 251

[9] 체질_體質 ··· 319

• 참고문헌 및 자료_參考文獻及資料 ················· 352

• 이강재_李康在 ··· 355

• 박병희_朴炳熙 ··· 358

• 서배배_徐蓓蓓 ··· 361

[1]

동무공
東武公
东武公

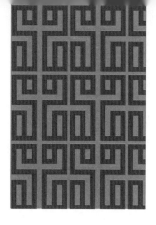

동무 공의 생각

세상에 완전히 새로운 것은 없다. 천재적인 예술가나 학자는 다른 사람의 생각을 훔친다. 그리고는 자신만의 방식으로 뒤집는다. 물론 동무 공도 그랬다. 태소음양인의 이름은 이미 《영추》「통천」편에 있었다. 권도원 8체질의 장부대소도 처음에는 〈수세보원〉의 「확충론」에서 나왔다.

학계에서 나오는 사상인론과 사상의학 관련 논문은 이제 더 이상 원전을 파고들지 않는다. 왜냐하면 들이는 공에 비해서 성과를 내기가 어렵기 때문이다. 그게 아니라면 이제 원전은 거의 해결되었다고 자기들끼리 판정하고 있는지도 모르겠다. 1997년에 만든 공통교재도 있으니 말이다.

〈신축본〉이 세상에 나온 지 120년이 지났다. 지난 시간동안 학위 전공자나 인지도를 쌓은 임상가는 거의 이런 처지에 있다. 자기개념 자아도취, 개념인식 조변석개, 고대전적 순진존숭, 엉뚱개념 전설행세, 재기발랄 수준천박, 대학강의 현실무시. 애석하게도 핵심통찰 직관각성한 사람은 나타나지도 만날 수도 없었다.

임상에 바탕을 두지 않은 의학 관련 논술은 앙꼬 없는 찐빵이다.

〈수세보원〉은 동무 공이 태소음양인의 병증론을 통해서 자신의 사상인론을 증명한 의서이다. 인문학으로부터 유입된 연구자들은 사람의 질병을 다루는 지식에서는 허술하니 한계가 분명히 있다.

체질이 다름이라면 태음인인 내가 태양인인 동무 공의 생각을 온전히 읽어낸다는 것은 애초에 불가능한 일이다. 지금까지 동무 공 그리고 〈수세보원〉과 관련한 저술들이 핵심에 접근하지 못했던 것은 그런 이유 때문일 것이다. 그렇다면 태양인 저자들은 없었던 것일까. 그렇지 않다. 꽤 있다. 그런데 태양인들은 자꾸 엉뚱한 생각을 한다. 동무 공의 생각에 접근했다 하더라도 혼자 안 것으로 거기서 끝내고 자상하게 알려주질 않는다. 그 대신 자기 얘기를 더 열심히 쓰려고 한다. 그게 태양인의 특징이다. 자신이 알게 된 동무 공의 생각보다는 그것으로부터 도출된 자기의 독창성을 더 중요하게 여긴다. 그리고 그것을 자랑하기를 더 즐기니 그렇다. 그러니 이런 때에도 동무 공의 진의는 가려지고 만다.

동무 공의 생애

동무 이제마 공은, 1837년(丁酉) 3월 19일(陰)에 함흥 반룡산 아래 문회서원 인근 둔지에서 태어났다. 족보에 오른 이름은 섭운(燮雲)이다. 아버지 이반오(李攀五)의 세 번째 부인인 정선(旌善) 전씨(全氏)의 보살핌 아래 열세 살까지 원곡(元谷)에서 성장했다. 동무 공을 아끼고 지지해 주었던 조부 충원공(忠源公)은 사촌(沙村)에 있는 본가에 있다가 1년에 두세 차례 아들 가족이 지내는 원곡에 와서 머물렀는데, 이 시기를 이용해서 조부에게서 글을 배웠다. 1849년(己酉)에 부친과 조부가 잇달아 세상을 떠나자 가출한다. 1866년(丙寅)에 정평을 지나던 중 여사(旅舍)에서 운암(芸菴) 한석지(韓錫地)의 명선록(明善錄)을 만난다.

동무 공은 1876년(丙子)에 별선무과시험을 통해 한성에서 무관으로 등용되었다. 그를 천거해준 인물은 함경도 병마절도사를 지냈으며 병조판서 판의금부사에 올랐던 장신(將臣) 김기석(金箕錫 1828~1890)이다. 1880년에 수문장, 1881년에 총리기무아문 군무사 참모관을 거쳐, 1887년(丁亥) 2월부터 1889년(乙丑) 7월까지 진해현감을 지냈다. 동무 공을 키웠던 정선 전씨의 상(喪)을 당하여 1896년(丙申)에 함흥에 머물고 있을 때, 최문환의 난을 만나 북로선유위원이 되었다. 난을 평정한 공로로 고원군수에 임명되어 1897년(丁酉) 4월부터 1898년(戊戌) 4월까지 재임했다.

1880년(庚辰)에 유략을 쓰기 시작했다. 1882년에는 독행편을 썼다. 1890년에는 유략을, 1893년에는 반성잠을 마무리해서 〈격치고〉가 완성되었다. 한성 묘동에 있던 이원긍의 집에 머물면서 1893년 7월 13일부터 1894년(甲午) 4월 13일까지 〈수세보원〉 구본을 완성한다. 1895년(乙未)에 어머니가 위독하다는 통지를 받고 함흥으로 귀향한다. 1897년에 〈제중신편〉을 완성한다. 〈갑오구본〉을 완성한 이후에 「의원론」부터 「태음인병증론」 일부까지 고쳤는데, 「태음인병증론」의 남은 부분과 「태양인병증론」은 고치지 못했다.

관직에서 물러난 후에는, 함흥에 50칸 크기로 ㄷ자 형태의 보원약국(保元藥局)을 세우고 의국을 경영하였다. 1900년(庚子) 9월 21일

(陰) 오시(午時)에 문인 김영관(金永寬)의 집에서 별세하였다.

넷이란 구조

2021년 6월 26일을 기준으로, 세계 인구는 78억 7,496만 5,732명이라고 하니 지금은 79억 명에 더 접근했을 것이다. 이 수치를 빌어서 인류를 태소음양인의 네 그룹으로 나눈다면, 단순하게는 하나의 카테고리에 20억 명 정도를 배정할 수 있겠다.

그런데 동무 공이 짜놓은 넷이란 카테고리는 지극히 축약되고 추상화된 구조이다. 그래서 한 울타리에 함께 들어간 20억 명은 그 안에서 저마다, '나는 저 사람과 비슷하지 않아. 나는 달라.' 이렇게 주장할 만하다. 뫼 산은 평지에서 위로 돌출된 지형을 추상했다. 세상의 모든 산은 저마다 다르다고 주장할 수 있지만, 뫼가 산이 아닌 것은 아니다. 사람을 사상이란 카테고리로 나누는 구분, 즉 사상인론은 분명하게 팩드이다. 동무 공이 그렇게 추상했나.

카테고리의 숫자가 많으면 많을수록 구분점은 더 명확해지니까 오히려 쉽다. 사상인론은 구조가 넷으로 축약되어 단순해졌으니 훨씬 어렵다. 그리고 동무 공이 기존의 용어를 가져다가 자신만의 의미를 담아 새롭게 비틀어 놓았으니, 이 또한 애매하여 익숙해지기도 알아내기도 쉽지 않다.

그래서 동무 공이 구축한 넷이란 구조는, 연구자들을 위험에 빠뜨릴 요소들이 곳곳에 있다. 그중에 흔한 것이 자의적인 해석이다. 동무 공의 생각을 읽어 내기가 어려워지니까 방향과 방법을 바꾸어서,

자신의 개념을 먼저 세운 후에 그 틀 안으로 동무 공의 용어를 가지고 오는 것이다. 용어는 비틀어지기는 했어도 어차피 한자어니까 해독이 어렵지는 않다. 그러면서 동일한 용어를 이 사람은 이쪽으로 저 사람은 저쪽으로 자신들의 구미에 맞게 운용한 사례가 많다. 그렇게 성립한 자신들의 개념으로 유명인을 분석하니, 네 곳의 카테고리에 모두 들어간 사람도 있다. 분신술을 부리는 손오공도 아닌데 말이다.

용어와 구조

전문인에게든 비전문인에게든 태소음양인에 대해서 설명하려고 할 때, 동무 공이 〈수세보원〉에 남겨 둔 용어로는 턱없이 부족하다. 유학에서 가져 온 용어들도 많아 한문에 익숙하지 않은 세대에게는 더 어렵다. 그 용어를 이용해서 감별표이거나 특징표를 만든 경우도 있는데, 그것이 태소음양인이 지닌 특징을 구분지어서 보여주는 것에는 유용하지만 그런 표의 역할은 딱 거기까지다.

동무 공의 생각에 접근하기도 어렵고, 그것을 설명할 때 써야 하는 도구도 부족하니 또 어렵다. 그래서 연구자들은 우회로를 택했다. 융(C. G. Jung) 심리학에서 성격 4기능인, 직관(intuition) 감정(feeling) 감각(sensation) 사고(thinking)를 태소음양인과 연결하여(태양-직관 소양-감정 태음-감각 소음-사고) 보는 경우처럼, 다른 학문 분야의 다양한 개념과 결합하려는 시도들이 있었다. 그런 시도들이 성공했는지 실패했는지 판정하는 것은 이 글이 지향하는 바는 아니다.

사람을 넷으로 나누어서 판단하려고 하니 종종 이런 어려움을 만난다. 태음인 같기도 한데 느린 것보다는 급한 쪽이라 소양인처럼 보이기도 하고. 소음인인 듯 보이면서 행동이 거침없어 태양인의 특징을 지닌 것 같은. 카리스마는 있는데 무언가 좀 허술해 보이는. 기준을 넷으로 고정해 둔 사람들이라면 이런 경우에 흔히 '복합체질'이라는 개념을 떠올릴 수밖에는 없다. 그래서 태양인소음인복합체질이나 태음인소양인복합체질, 소음성태음인이라던지 소양성태음인이라는 등의 용어들이, 별다른 대책도 없이 생산되었다.

이것은 넷이라는 구조에서 어쩔 수 없이 태어난 설명의 한계요 판단의 장애이다. 꼭 이런 이유 때문은 아니더라도 결과적으로는, 권도원의 8체질론 권건혁의 동의16형인이 나왔다. 권건혁은 《영추》로 돌아갔고 권도원은 〈수세보원〉의 병증론에서 병근 개념을 도출했다.

글자도 상대적이다

글자의 의미는 고정적이지 않다. 어떤 글자가 단어와 문구와 문장 속에서 쓰일 때 그 구절과 문장이 담고 있는 전체적인 뜻을 살펴야 할 필요가 있다. '날이 너무 좋다.' 이런 문장이 있다면 '날씨와 기후 조건이 좋다'는 것인지, '칼 종류가 그 기능을 잘 할 수 있는 상태'라는 것인지 전후를 잘 살펴서 구분해야 한다. 물론 글을 쓴 사람은 날씨인지 칼날인지 알고서 쓴 거지만 글을 읽을 사람에게는 그렇다는 것이다.

특히 한자는 더 그렇다. 〈수세보원〉의 「성명론」에 나오는 하늘 천을 보아도 그렇다. '천기유사(天機有四)'의 천, '천시 세회 인륜 지방(天時 世會 人倫 地方)'의 천, '천생만민(天生萬民)'의 천, '인지이목비구천야(人之耳目鼻口 天也)'의 천은 모두 조금씩 쓰임이 다르다. 무조건 '하늘'이라고 해선 뜻이 잘 통하지 않는다.

천기유사에서 천기는 하늘의 기미라는 뜻으로 동서남북으로 변화하는 하늘이다. 천기 중에 천시는 이청천시(耳聽天時)하는 대상으로서 천시이다. 시간과 공간으로서의 하늘이다. 천생만민에서 천은 조물주 같은 의미의 하늘이다. 이목비구가 천이라고 할 때 천은 위(上)의 의미로 하늘이고 아래(下)는 사람(人)이다. 이목비구는 위이며 하늘이고, 폐비간신(肺脾肝腎)은 아래이며 사람이다.

문구나 문장 중에서 그 글자가 쓰인 구체적인 의미를 잘 살펴야 한다. 글자의 의미도 항상 상대적이라는 것이다. 이것은 〈수세보원〉이 어려운 이유 중에 하나이기도 한다.

동무 공이 의학을 연구한 이유

동무 공은 주변 친족들이 여러 질환으로 이른 나이에 사망하는 것을 경험했다. 괴질이라 불리던 전염병, 질병의 고통, 그로 인한 단명이라는 삶의 실존적인 문제에 가까이 있었다. 그렇다고 이런 환경이 동무 공이 의학을 연구하도록 이끈 직접적인 이유라고 보기는 어렵다. 동무 공뿐만 아니라 그 시대에 죽음은 삶의 일부였다. 이보다는 자신의 건강에 대한 관심이 더 중요했다고 본다.

동무 공은 태양인이다. 전통적인 한의학에서 태양인의 질병에 대해서 연구된 자료는 지극히 적다. 동무 공은 태양인의 장리를 받아서 일찍 열격병(噎膈病)을 얻었다. 6,7년간 계속 구토연말(嘔吐涎沫)이 있었다. 자신의 병을 해결하기 위해 책을 뒤지고 치료법을 궁리했다. 그러면서 마음을 다스리는 것이 치병의 근본임을 깨닫게 되었다. 동무 공은 '다행히도 일찍 자신의 몸에 대해 파악하고 이후에 수십년간 몸을 돌보아서 요절을 면했다.'고, 「태양인내촉소장병론」에서 고백하고 있다.

천기, 삼재의 변형

동양에서는 천지자연과 인간을 함께 바라보는 삼재(三才) 사상이 있었다. 삼재는 즉 하늘.사람.땅(天人地)이다. 이것이 한의학의 인체관에 들어온 것이 삼초(三焦)이다. 상초(上焦)는 하늘을 향해 숨 쉬고, 하초(下焦)는 땅으로 배설하고, 중초(中焦)는 소화를 담당한다.

동무 공은 삼재를 넷으로 바꾸었다. 삼재에서 사람(人)에 해당하는 구역을 둘로 나눈 것이다. 그것이 천기유사(天機有四)이다. 내가 살아가는 내 몸 밖의 환경(天機)이 하늘과 땅만 있는 것이 아니다. 나 아닌 다른 사람이 만나고 모이는 사회가 있다. 그래서 하늘(天時)과 땅(地方) 사이에 사람의 영역을 세회(世會)와 인륜(人倫)으로 더 나누었다. 이에 따라 삼초도 사초가 되었다. 중초가 중상초(中上焦)와 중하초(中下焦)로 두 구역이 된 것이다.

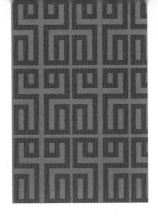

東武公の考え

　世の中に全く新しいものはない。天才的な芸術家や学者は他人のアイデアを盗む。そして自身だけの方式で変化させる。もちろん東武公もそうだった。太少陰陽人という名称はすでに『霊枢』「通天」篇にあった。権度杬の8体質医学の臓腑大小も最初は『東医寿世保元』の「拡充論」から始まった。

　学界で出てくる四象人論と四象医学関連論文はこれ以上原典を掘り下げない。なぜなら、努力に比して成果を出すのが難しいからだ。それでなければ原典はほぼ解決されたと彼らは判定しているのかもしれない。なぜなら、1997年に作った共通教材もあるからだ。

　『東医寿世保元』辛丑本が世上に出てから120年が経過した。今まで学位を取った人や有名になった臨床家はほぼこのような立場に置かれている。

　自己概念—ナルシズム，概念認識—朝変夕改，古代典籍—盲目的な尊崇，変な概念—伝説的な存在として権勢ををふるうこと，才気潑剌—レベルの浅薄，大学講義—現実無視.

　惜しくも核心を洞察した人や直観が覚醒した人は現れることも会

うこともできなかった。

　臨床に懸け離れた医学関連論述はあんこの無いあんまんだ。『東医寿世保元』は東武公が太少陰陽人の病証論を通じて自分自身の四象人論を証明した医書だ。人文学から流入された研究者が持っている人の疾病を扱う知識は粗雑ながら明らかに限界がある。

　体質の違いのためなら太陰人の私が太陽人の東武公の考えを完璧に読み取ることはそもそも不可能なことである。これまで、東武公と『東医寿世保元』に関する著述たちが核心に接近できなかったのはそのような理由のためであろう。さて、太陽人の著者はいなかったのだろうか。そうではない。かなりいる。ところが、太陽人はしきりに頓珍漢な考えをする。太陽人は東武公の考えに近づいても独りで知っているだけだ。詳細に教えてくれない。かわりに自分の話をもっと熱心に書こうと思う。それが太陽人の特徴だ。自らが知った東武公の考えよりもそれから導出した自己の独創性がより重要だと思う。そして、それを自慢することをもっと楽しむ。だから、こんな場合では東武公の真意は隠れてしまう。

東武公の生涯

　東武　李済馬公は1837年(丁酉)3月19日(陰)に、咸興の盤龍山の下に文会書院鄰近の屯地で生まれた。族譜に載った名は燮雲である。父の李攀五の三番目の婦人である旌善全氏の世話の下に、13歳まで元谷で成長した。東武公をいとおしんで、支援してくれる

祖父の忠源公は沙村にある本家にいて、年に2~3回、息子の家族がいる元谷に来て泊まった。この時期を利用して祖父から学文を学んだ。1849年(己酉)に父親と祖父が相次いで逝去するそばから家出する。1866年(丙寅)に定平という所を通りがかりに旅舎で芸菴韓錫地の明善録に出会う。

　東武公は1876年(丙子)に別選武科試験を通じて、漢城で武官として登用された。東武公を薦挙してくれた人物は、咸鏡道の兵馬節度使を務め、兵曹判書と判義禁府事についた将臣の金箕錫(1828~1890)である。1880年に守門將を、1881年に總理機務衙門の軍務司の参謀官を、　1887年(丁亥)2月から1889年(乙丑)7月まで鎮海縣監を務めた。東武公を育てた旌善全氏の喪に服して、1896年(丙申)に咸興で居座るとき、崔文換の乱に遭い、北路宣諭委員となった。乱を平定した功労に高原郡守に任命され、1897年4月から1898年4月まで在任した。

　1880年(庚辰)に儒略の執筆を始めた。1882年には独行篇を執筆した。1890年には儒略を、1893年には反誠箴を仕上げ、『格致藁』が書き上がった。漢城の廟洞にあった李源兢の家に逗留して、1893年7月13日から1894年4月13日まで『寿世保元』旧本を完成する。1895年(乙未)に母危篤の報を受け、咸興へ帰郷する。1897年には『済衆新編』を完成する。『甲午旧本』を完成した以後に、「医源論」から「太陽人病証論」の一部分まで書き換えたが、「太陰人病証論」の残る部分と「太陰人病証論」は改められなかった。

　官職から退いた後には、咸興に50間の大きさで「コ」字の形態の保元薬局を建て、医局を経営した。1900年(庚子)9月21日(陰)午時

に、門人の金永寛の家で逝去した。

四つの仕組

2021年6月26日付けで世界人口は78億7,496万5,732名であるというから今は79億名にもっとアプローチしていると思われる。この数値を借りて人類を太少陰陽人の四つのグループに分けると単純に考えて一つのカテゴリーに20億名ほどを配定することができるんでしょう。

ところが、東武公が作った4つのカテゴリーは非常に縮約されるし象徴化された仕組だ。それで、一つのカテゴリーに配定された20億名の人は、その中でそれぞれ「私はあの人と似てない。私は違う。」という主張をすることは大丈夫だ。「山」字は平地から上に突き出た地形をあらわす。世上のすべての山はそれぞれ違うと主張することができるが山がないわけではない。人を四象というカテゴリーに分ける見分け方、すなわち四象人論は明らかにファクトだ。東武公がそのように作った。

カテゴリーの数が多ければ多いほど区分点はもっと明確になるからむしろやさしい。四象人論は仕組が四つで縮約されるし単純化されるのでずっと難しい。そして東武公が既存の用語を用いて自身だけの意味で新たにアレンジしたのでこれもまたあいまいだから慣れるのも明かすのも容易でない。

だから、東武公が作った四つという仕組は研究者たちを危険に陥

れる要素が所々にある。そのうち重要なことは自意的な解釈だ。東武公の考えを読み取るのが難しいので方向や方法を変えて自分だけの概念を先に立てる後にその概念内に東武公の用語をむりやりに組み合わせる。用語はわいきょくされたけれどもことはあってもどうせ漢字語だから解読は難しくない。またおなじな用語をこの人はこちらへあの人はあちらへ自身の好みに合って運用した事例が多い。そのように成立した自分自身の判断基準で有名人を分析するので四つのカテゴリーに全部配定された人もいる。分身術をする孫悟空もないのに。

用語と仕組

専門家にも非専門家にも太少陰陽人に対して説明しようとするときに東武公が『東医寿世保元』に残した用語では非常に不足だ。儒学から持ってきた用語も多いので漢文に不慣れな世代にはより難しい。その用語を利用して鑑別表や特徴表を作ったこともあるが、それが太少陰陽人の特徴を区別するのには有用だがそんな表の役割はそこまでだ。

東武公の考えに接近するのも難しいしそれを説明するときに使用されるツールも足りないからまた難しい。そこで研究者は迂路を選択した。カール・グスタフ・ユング(C. G. Jung)の心理学で性格四機能、すなわち直観(intuition)・感情(feeling)・感覚(sensation)・思考(thinking)を太少陰陽人と連結して「太陽–直觀 少陽–感情 太陰–感覚 少陰–思

考」と見ることのように異なる学問分野の多様な概念と結合しよう
とするこころみがあった。そのようなこころみが成功したのか失敗
したのかを判定するのはここでは扱わない。

人を四つに分けて判断しようとするのでときどきこんな困難に出
会う。太陰人のようにみえるがのうきだより短気な人ですので少陽人
のようにも見えるし、少陰人のようにも見えながら行動がはきはきし
ているので太陽人のカリスマはあるんだけど何かちょっと疎かな人の
ように見える… 基準を四つに固定しておいた人たちならこういうと
きによく「複合体質」という概念を思い浮かべるしかない。それで太
陽人と少陰人の複合体質や太陰人と少陽人の複合体質など、少陰性太
陰人や少陽性太陰人という用語 等が何の対策もなく作られる。

これは四つという構造から仕方なく作られた説明の限界と裁判
の障害である。必ずしもこういう理由ではなくても結果的には権
度杬の8体質理論と権健赫の東医16型人が誕生した。権健赫は「霊
枢」へ戻るし権度杬は『東医寿世保元』の病証論から病根概念を
導き出した。

文字も相対的だ

字の意味は固定しない。ある字が単語と文句と文章の中で使われ
る時、その句節と文章が盛り込んでいる全体的な意味をよく見る必
要がある。「ナルがすごくいいよ。」という文章があるなら「天気と氣
候条件がいい」ということか、「刀類がその機能がよく発揮できる狀

態」ということなのか、前後をよく見て区分しなければならない。なぜなら韓国語のナルには天気と刀という意味があるからだ。もちろん筆者は天気なのか刀なのかを知って使ったのだが、読者は天気なのか刀なのかをわからないのだ。

　特に漢字はなおさらそうだ。『東医寿世保元』の「性命論」に出てくる「天」を見てもそうだ。「天機有四」の天、「天時、世会、人倫、地方」の天、「天生万民」の天、「人之耳目鼻口、天也」の天はみんな少しずつ使い方が違う。無条件に「韓国語のハヌル」といえば意味がよく通じない。

　「天機有四」からの天機は「天の機微」という意味で東西南北に変化する天だ。天機中の天時は「耳聴天時」とする対象としての天時である。時間と空間としての天である。「天生万民」からの天は造物主のような意味の天である。「耳目鼻口が天だ」というときの「天」は「上」という意味としての「天」であり、「下」は「人」を意味する。「耳目鼻口」は上であり、天である。「肺脾肝腎」は下であり、人である。

　文句や文章中でその字が使われる具体的な意味をよく理解しなければならない。字の意味も常に相対的だということだ。これは『東医寿世保元』が難しい理由の一つでもある。

東武公が医学を研究する理由

　東武公は周辺の親族がいろいろの疾患で、早死にすることを経験

した。「怪疾」といった伝染病、疾病の苦痛、それによる短命という生の実存的な問題にとって近くにあった。さりとてこのような環境が東武公が研究するように導いた直接的な理由と見ることは難しい。東武公のみならずその時代には死が生の一部だった。これよりは自身の健康に対する関心が重要だったと思う。

東武公は太陽人である。伝統的な韓医学に、太陽人の疾病に対して研究した資料はしごくに少ない。東武公は太陽人の臓理を受けて、早くから噎膈病を罹患した。6～7年間嘔吐涎沫が続いた。自身の疾病を解決するために本を調べて治療法を按じた。それとともに心を磨くことが病気を治す根本であると悟った。東武公は「太陽人内触小腸病論」で、「多幸にも早く自分の体について把握して、以後には数十年間体をいたわって、夭折を免れた。」と告白している。

天機と三才の変形

東洋では天地自然と人間を共に眺める三才思想があった。三才は、すなわち天、人、地である。これが韓医学の人体観に入って三焦になった。上焦は天に向かって息をついて、下焦は地に排泄して、中焦は消化を担当する。

東武公は三才を四つに変えた。三才から、人に当る領域を二つに分けたものである。それが「天機有四」だ。私が生きる私の外部環境(天機)が天と地のみあるのではない。私以外の他の人が会する社会がある。そこで天(天時)と土(地方)の間に人の領域を世会と人倫に

さらに分けた。連れて三焦も四焦となった。中焦が中上焦と中下焦で二つの区域となったのである。

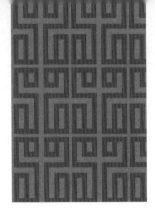

东武公的 想法

世界上不存在完全的新生事物。有天赋的艺术家或者学者们通常会借用他人的想法，然后会用自己的方式来颠覆这些想法。东武公也是这样做的。太，少阴阳人的名称在《灵枢》「通天」里早已存在。权度杬的八体质理论中，脏腑大小学说就出自于《东医寿世保元》的"扩充论"。

现在，对于学术界的四象人论和四象医学有关的论文，不再对原典进行更深入的挖掘。正是因为相对于花费的努力，很难获得等价的成果。个然的诂，研究者们或许就已经自说自话得认为原典问题已被解决了也未可知。就像1997年的共同教材就是一个例证。

《辛丑本》出刊至今已经有120年了。在过去的岁月中，学术专家或者有名的临床学家都处于这样一种境地，即对于自定概念的自我陶醉，概念认知的朝变夕改，对于古代典籍的纯粹尊崇和对奇异的概念进行流传宣扬，自持才气博大实则学术水准浅薄以及大学的讲义在现实临床中被视若无物的种种情况。非常值得惋惜的是对于四象医学的核心内容有直观而深入洞察力的人既没有出现，更加不可能遇见。

没有临床依据的医学理论就像没有肉馅的肉包子一样。《寿世保元》

是东武公运用太，少阴阳人的病证论来证明自己的四象人理论的医书。出身于人文学者的研究者们，因为对于人体疾病的治疗经验的不足必然会使在对于东武公思想的理解上产生很大的局限。

在体质不同的前提下，其实作为太阴人的我要想完全理解作为太阳人的东武公的想法，从一开始就是不可能的。迄今为止，对于东武公以及《寿世保元》相关著述的核心内容不可企及的原因也就在于此。那么就没有太阳人体质的学者吗？其实并非如此，有很多这样的学者。但是作为太阳人常常会有奇异的想法，就算和东武公的想法很接近，也只是局限于自己知道而不会详细的向他人传播，并且只会着重于要把自己的想法写下来。这就是太阳人的特征。并且作为太阳人，对于和理解东武公思想的功劳相比，更重要的是追求以东武公思想为出发点而导出的自我独创性，并借由自我吹嘘而得到莫大的满足。由此东武公思想的真意往往被掩盖了。

东武公的生平

李济马（号东武）是阴历1837年（丁酉）3月19日在咸兴盘龙山下的文会书院附近的丘陵地带出生的。他在族谱中的名字是燮云。13岁前，在父亲李攀五的第三个妾旌善全氏的照顾下，于元谷长大。赞赏并支持东武公的祖父忠源公住在沙村的本家，一年中有二，三次到儿子生活的元谷来暂住。东武公利用这段时间跟祖父学习写作。东武公在1849年（己酉），父亲和祖父先后去世后离家出走。1866年（丙寅），在定平的时候，于旅社中看到了韩锡地（号芸菴）所著的《明善錄》。

东武公于1876年（丙子）通过了别选武科考试，在汉城被录用为武官。举荐他的人是任咸镜道兵马节度使，后来升任为兵曹判书的将臣金箕锡（1828~1890）。东武公于1880年任守门将，1881年在总理机务衙门的军武司任参谋官后，于1887年（丁亥）2月至1889年（乙丑）7月任镇海县监。在1896年（丙申），东武公遇到了抚养了他的旌善全氏的丧事而在咸兴度过时，遭遇了崔文焕之乱而成为了北路宣谕委员。祸乱平定之后，因功于1897年（丁酉）至1898年（戊戌）4月被任命为高原郡守。

东武公在1880年（庚辰）开始写儒略。在1882年写完了独行篇。并分别在1890年和1893年补全了儒略和反诚箴从而完成了《格致藁》。在1893年7月13日至1894年（甲午）4月13日，于汉城庙洞的李源竞家中居住期间，完成了《寿世保元》的旧本。在1895年（乙未），收到母亲病危的通知后回到了故乡咸兴。在1897年完成了《济众新编》。东武公完成了《甲午旧本》以后，从"医源论"开始到"太阴人病证论"一部分为止进行了修订，"太阴人病证论"的剩余部分和"太阳人病证论"没有进行修订。

从官位上退休后，东武公在咸兴经营了一间大小为50坪的"匚"字形的保元药局。他于阴历1900年（庚子）9月21日的午时在文人金永宽的家中辞世。

"四"的结构

截止于2021年6月26日，世界人口据称为78亿7496万5732。那么目前

为止，应该接近79亿人口。借用这个数据，把人类分为太，少阴阳人四组的话，简单的来看，一组里可以分配20亿人口。

但是东武公编制的这种"四"的结构是极端压缩的抽象化构造。所以被圈定在这20亿人口中的每个人都会有这样的主张，即"我和他不一样，我是不同的。"'뫼'(纯粹韩文表现，形容许多山峰的聚集状)山是对平地上突出的地形的抽象化描述。虽然我们可以主张世界上所有的山峰都是不同的，但'뫼'并非不是山。人类按照四象类别的划分，即四象人理论是明显的事实。东武公就是这样抽象出来的。

类别数越多鉴别点就越明了，反而使鉴别变的容易。四象理论被压缩成单纯的"四"的结构而使鉴别变得很难。并且东武公在基本概念上附加自我定义的内容而创造了新概念，同时又因为这些新概念的定义模糊，我们既不熟悉更对其很难认知。

所以东武公构建的"四"的结构使研究者们处于随处可见的危险境地。其中常见的就是自说自话的解释。因为东武公的想法很难读懂，就改变方向和方法，先建立自己的一套理论框架，再把东武公的学术用语放入其中。这些用语在解释上就算产生歧义，反正都是汉字，解说起来并不困难。所以同一用语在这个人这里，在那个人那里，按照自己的取向来进行应用的事例就有很多。象这样，用自我创立的概念来分析社会名流，就出现了同一名人在四个类别里都存在的可笑情况。这个名人又不是会分身术的齐天大圣。

用语和构造

不论专家或者非专家在对太，少阴阳人进行解说的时候，想用东武公《寿世保元》中现存的用语来说明的话远远不足。因为有很多从儒学由来的用语，所以对儒学不熟悉的现代人来说更加困难。应用这些用语制作的鉴别表或者特征表，在对太，少阴阳人的特征进行区分和展示上虽然有用，但是这种表格的用处也不过如此而已。

想要接近东武公的想法很难，并且因为解说时可使用的工具不足而导致难上加难。所以研究者们选择迂回的方法。象把心理学者"容（C. G. Jung）"的直观，感情，感觉，思考这四个性格功能与太，少阴阳人连接起来（太阳–直观，少阳–感情，太阴–感觉，少阴–思考）的情况一样，有过这样与其它学术界的众多概念相结合的尝试。这些尝试的成功与否在这里不予判断。

把人类分成"四"个部分进行判断常常会有这样的困难。既象太阴人，但相对于慢性子米说，更倾向十急躁的性格，好像少阳人一样。看起来象少阴人，但行动上又有太阳人粗糙，不加思索的特征，看起来虽然有魄力但又做事马虎。象这种认定了既存"四"的结构的人们，易于不可避免的产生"复合体质"的概念。所以不管是太阳人少阴人复合体质，太阴人少阳人复合体质，少阴性太阴人或者少阳性太阴人等用语就应运而生了。

这是"四"的结构中发生的不可避免的说明的局限和判断的障碍。即使不是因为这种理由，从结果上来看，产生了权度杬的八体质论，权健赫的东医十六型人。权健赫从新回到了《灵枢》，权度杬

从《寿世保元》的病证论中导出了病根的概念。

文字也是相对的

文字的意义并非固定的。有的字在单词，词语和文章中使用的时候，有必要考虑那些句子和文章整体所包含的意思。象"날(1.天气2.刀刃)很好"这样的文章，是"天气和气候条件很好"的意思还是"刀具功能很好的状态"的意思，一定要考虑前后文章的内容以进行区分。文章的作者当然知道写的是天气还是刀刃，但是对阅读的人来说，需要分辨文字的意思。

尤其汉字更是如此。比如《寿世保元》"性命论"中出现的"天"字就是这样。"天机有四"的天，"天时，世会，人伦，地方"的天，"天生万民"的天，以及"人之耳目鼻口，天也"的天，全都有细微的差异。都用"上天"的意思来解释是说不通的。

在天机有四中，天机作为宇宙事物变化的最初征兆，是从东西南北而变化的天。天机中的天时是作为用耳听天时的对象，是时间和空间维度上的天。天生万民中的天有着作为造物主之天的意味。耳目口鼻被称为"天"的时候，是具有上面意味的天，而相对于有下面意味的人而言的。耳目口鼻是上是天，肺脾肝肾是下是人的意思。

句子和文章中写的每个文字的具体意义要仔细分辨。文字的意味又总是具有相对性的。这也正是《寿世保元》很难的理由之一。

东武公研究医学的理由

东武公经历了周围的亲戚们因为各种疾病而早亡的情况。被称作怪病的传染病，因为这种疾病的苦痛而短命的现实问题总是近在咫尺。但很难认定这种环境是东武公进行医学研究的直接理由。不仅对于东武公，对于这个时代来说，死亡是生命的一部分。而更值得关心的是自身的健康。

东武公是太阳人。在传统韩医学中，对于太阳人疾病的研究资料极为少见。东武公因为具有太阳人的脏理而很早就得了噎膈病。连续6, 7年一直呕吐涎沫。为了解决自身的疾病找了很多书，并对治疗方法进行了研究。因此发现了调养性情是治病的根本方法。东武公在"太阳人内触小肠病论"中，有这样的告白，"幸运的是，我很早开始就对自己的身体进行把握，在以后的数十年中关心自身而免于夭折。"

天机，三才的变形

在东洋，有把天地自然和人间一起观察的三才思想。三才即是天，人，地。这个思想进入韩医学的人体观就是三焦。上焦是向着大来呼吸，下焦是向着地面来排泄，中焦是担当消化功能。

东武公把三才变化为四。在三才中，把人对应的区域分成两部分。这就是"天机有四"。我生存的身外环境（天机）不仅有天和地，还有非我的，他人相遇，聚集的社会。所以在天时和地方的中间，

把人的领域又分为世会和人伦。因此三焦变为了四焦，中焦变为了中上焦和中下焦两个区域。

[2]

수세보원

壽世保元

寿世保元

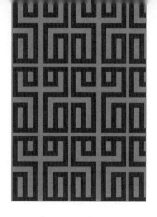

수세보원

〈수세보원〉은 동무 공의 마지막 저술이다. 한성 묘동에 있던 이원 궁의 집에서 1893년 7월 13일부터 1894년 4월 13일까지 썼다. 1894년이 갑오년이라 이때 처음 완성된 글을 〈갑오본〉 또는 〈갑오구본〉, 〈구본〉이라고 부른다. 〈갑오구본〉에서는 권지일 네 논편과 「사상인 변증론」 그리고 「광제설」이 모두 완성되어 있었다.

동무 공은 1895년에 함흥으로 귀향하였고 1900년 9월에 별세할 때까지 「병증론」을 다듬었다. 「병증론」은 미완성이다. 「태음인병증론」 일부와 「태양인병증론」은 고쳐지지 않고 〈구본〉의 상태 그대로 남았다. 1900년이 경자년이라 고쳐진 부분을 포함한 원고를 〈경자본〉 또는 〈경자신본〉, 〈신본〉이라고 한다. 〈신본〉에서 새로 추가된 논편이 〈수세보원〉의 서문 격으로 쓴 「의원론」이다.

동무 공은 「의원론」에서, "나는 의약의 경험이 생긴 지 5,6천 년이 지난 후에 태어났다. 앞선 사람들의 저술에서 사상인의 장부 성리를 깨닫게 되어, 일서를 지어서 〈수세보원〉이라고 이름하였다.(余生於醫藥經驗五六千載後 因前人之述偶得四象人臟腑性理 著得一書名曰壽世保元)" 고 밝혔다. 동무 공은 자신의 책을 〈수세보원〉이라고 불렀다.

신축본

1900년 9월 21일에 동무 공이 별세한 후에, 〈수세보원〉의 남겨진 원고는 〈경자신본〉과 〈갑오구본〉 두 종류가 있었다. 이것은 각각 두루마리 형태였다. 문인들은 우선 동무 공의 마지막 저술인 〈수세보원〉을 출간하기로 결정한다. 그리고 일곱 명이 모였다. 가장 주도적인 역할을 했던 사람은 김영관일 것이다. 『동의수세보원』의 후기에 그의 이름이 제일 처음에 올랐고, 동무 공이 그의 집에 머물다 별세했으니 아마도 제일 가까운 제자였으리라 짐작한다.

편집은 〈신본〉을 기본으로 하고 빠진 부분은 〈구본〉에서 보충했다. 편집이 완료되고 1901년 6월에 목활자본으로 『동의수세보원』이 간행되었다. 1901년은 신축년이다. 그래서 이 판본을 〈신축본〉 또는 〈신축판〉, 〈초판본〉, 〈인본〉이라고 부른다.

〈신축본〉의 후기에는 "성명론부터 태음인제론까지는 각각 더하고 뺀 것이 있으나, 태양인 이하 3본은 더하고 뺀 것이 없다. 그로 지금 갑오구본으로 처음 간행한다."고 되어 있어서, 마치 성명론부터 고쳐진 것이 있는 것처럼 오해를 받았다. 그런데 한두정이 1941년에 간행한 〈수세보원〉의 7판인 『상교현토 동의수세보원』 후기에는 "의원론부터 태음인제론까지는 각각 더하고 뺀 것이 있으나, 그나머지 제론은 더하고 뺀 것이 없다. 그로 신본과 구본을 함께 참고하여 간행한다."고 하였다. 권지일 논편 네 편은 전혀 고쳐지지 않았다는 것을 명확히 표현했고, 「의원론」이 〈신본〉에서 새로 추가되었다는 것도 나타낸 것이다.

한두정은 7판 후미에 넣은 〈수세보원〉의 출판 이력에, 〈신축본〉을 만든 문인 그룹이 편집을 맡았다고 명시했고 율동계에서 〈신축본〉을 발행했다고 밝혔다. 율동계는 동무 공을 기리기 위한 사업을 위해 조직된 것일 텐데, 우선 제일 급했던 것은 『동의수세보원』 출판 비용의 조달이었을 것이다.

갑오구본

〈수세보원〉 두루마리들은 동무 공의 후손이 보관했다. 1940년에 7월에 (한두정의 일을 돕고 있었다고 추정되는) 한민갑이 이진윤의 집에서, 7판을 발행하기 위한 준비 작업의 하나로 그 두루마리를 〈인본〉과 대조하면서 초록했다. 즉 〈갑오구본〉, 〈경자신본〉, 〈인본〉을 대조했다. 이 초록본을 한민갑은 〈동의수세보원 갑오본〉이라고 제목을 달았다. 이 제목으로 보더라도 이 작업의 주목적은 〈구본〉의 확인이었다는 것을 알 수 있다.

나중에 이 초록본을 보관하게 된 이진윤은 다시 겉표지를 붙이고 〈함산사촌 동의수세보원 갑오구본〉이라고 했다. 사촌은 동무 공 집안의 본가가 있던 동네이다. 그리고 이진윤은 1940년에 본가에 살고 있었다. 이진윤이 이런 제목을 써넣은 이유는 집안에서 자신의 위치에 대한 자부심 같은 것이 들어가지 않았나 추측한다. 1917년 1월에 집안의 족보인 선원파승을 만들 때도 편집 겸 교정을 담당한 실무자였으니 충분히 그런 추리가 가능하다고 생각한다.

1940년 7월에는 분명히 〈갑오구본〉과 〈경자신본〉의 두루마리가 동무 공 후손의 집에 존재하고 있었다. 하지만 이후에 이것은 세상에 드러나지 않았다. 대신에 한민갑이 초록한 〈사촌본〉인 〈동의수세보원 갑오본〉이 2000년 9월에, 그리고 한민갑이 1940년 12월 대전에서 정서한 〈석남촌본〉인 〈동의수세보원 구본〉이 2003년 10월에 이경성의 노력에 의해 발굴되었다. 〈갑오구본〉 원본이 여전히 존재하고 학계에 알려져 있었다면 이 초록본의 가치는 초라했을 것이다. 하지만 〈갑오구본〉 원본이 나타나지 않은 상황에서 이 초록본은 〈구본〉에 대한 많은 정보를 제공해주는 중요한 역할과 지위를 갖게 된 것이다.

동의수세보원 목록

1901년에 율동계가 목활자본으로 간행한 『동의수세보원』의 초간본인 〈신축본〉은 4권 2책으로 구성되어 있다. 권지일과 권지이가 상이고, 권지삼과 권지사가 하이다. 〈신축본〉에는 목록이 없다. 1950년 이전에 나온 〈수세보원〉 판본 중에서 목록이 들어간 것은 6판과 7판이다. 6판은 1936년에 북경에서 한병무가, 7판은 1941년에 함흥에서 한두정이 간행했다. 『동의수세보원』의 목록은 아래와 같다.

▶ 東醫壽世保元 卷之一
- 性命論
- 四端論
- 擴充論

• 臟腑論

▶ 東醫壽世保元 卷之二

• 醫源論

• 少陰人 腎受熱表熱病論

• 少陰人 胃受寒裏寒病論

• 少陰人 泛論

• 張仲景 傷寒論中 少陰人病 經驗設方藥 二十三方

• 宋元明 三代醫家 著述中 少陰人病 經驗行用要藥 十三方 巴豆藥 六方

• 新定 少陰人病 應用要藥 二十四方

▶ 東醫壽世保元 卷之三

• 少陽人 脾受寒表寒病論

• 少陽人 胃受熱裏熱病論

• 少陽人 泛論

• 張仲景 傷寒論中 少陽人病 經驗設方藥 十方

• 元明二代醫家著述中 少陽人病 經驗行用要藥 九方

• 新定 少陽人病 應用要藥 十七方

▶ 東醫壽世保元 卷之四

• 太陰人 胃脘受寒表寒病論

• 太陰人 肝受熱裏熱病論

- 張仲景 傷寒論中 太陰人病 經驗設方藥 四方
- 唐宋明三代醫家著述中 太陰人病經驗行用要藥 九方
- 新定 太陰人病 應用要藥 二十四方
- 太陽人 外感 腰脊病論
- 太陽人 內觸 小腸病論
- 本草所載 太陽人病 經驗要藥 單方十種 及 李梴 龔信 經驗要藥 單方二種
- 新定 太陽人病 應用設方藥 二方
- 廣濟說
- 四象人 辨證論

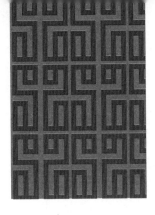

寿世保元

　『寿世保元』は東武公の最後の著述である。漢城の廟洞にあった李源兢の家において1893年7月13日から1894年4月13日まで書いた。1894年が甲午年であり、この時初めて完成したものを「甲午本」または「甲午旧本」、「旧本」という。「甲午旧本」には、巻之一の四つ論編と「四象人辨証論」、そして「広済説」がすべて完成していた。

　東武公は1895年に咸興へ帰郷して、1900年9月に逝去するまで「病証論」を練った。「病証論」は 未完成だ。「太陰人病証論」の一部と「太陽人病証論」は改まらず、「旧本」の状態そのまま残された。1900年が庚子年だから、書き直された部分を含む原稿を「庚子本」または「庚子新本」という。「新本」で新しく追加された論編が、『寿世保元』の序文のように書かれた「医源論」である。

　東武公は「医源論」において、"私は医薬の経験ができてから5000～6000年が過ぎた後に生まれた。前人の著述で四象人の臓腑性理を悟るようになり、一書を書いて「寿世保元」と名前した。(余生於医薬経験五六千載後 因前人之述偶得四象人臓腑性理 著得一書名曰寿世保元)"と述べた。東武公は自身の本を『寿世保元』と称した。

辛丑本

1900年9月21日に東武公が逝去した後に、『寿世保元』の残された原稿は『庚子新本』と『甲午旧本』の二つがあった。これはそれぞれ巻物の形だった。門人たちはまず東武公の最後の著述である『寿世保元』を出版することを決定する。そして7人が集まった。最も主導的な役割を担った人は金永寛であろう。『寿世保元』の後記に彼の名前が一番最初に載せられ、東武公が彼の家で逗留した中に逝去したので、おそらく最も近い弟子であったと思われる。

編集した『新本』を基にして、欠けた部分は『旧本』から補充した。編集が終わって、1901年6月に木活字版として『東医寿世保元』が刊行された。1901年は辛丑年である。それで、この版本を「辛丑本」または「辛丑版」、「初版本」、「印本」という。

「辛丑本」の後記には、「性命論から太陰人諸論までは、それぞれ加減したものがあるが、太陽人以下の3論は加減したものがない。故に今、甲午旧本として初めて刊行する。」となっているので、さながら性命論から見直されたことがあるように、誤解を受けた。ところが、韓斗正が1941年に刊行した『寿世保元』の7版の『祥校懸吐 東医寿世保元』後記には、「医源論から太陰人諸論までは、それぞれ加減したものがあるが、その他の諸論は加減したものがない。だから、「新本」と「旧本」を一緒に参考にして刊行する」といった。巻之一の論編は全く直っていないことを明確に表現して、「医源論」が「新本」で新たに追加されたことだと表わした。

韓斗正は7版のしんがりに入れた『寿世保元』の出版履歴に、「辛丑本」を作った門人グループが編輯を担当したと明示して、栗洞契で「辛丑本」を發行したと記している。栗洞契は東武公を頌するための事業ので組織されたであろうが、まず一番急用は『東医寿世保元』の出版費用の調達するのだと思える。

甲午旧本

『寿世保元』の巻物は東武公の後孫が保管した。1940年7月に(韓斗正の仕事を助けていたと推定される)韓敏甲が李鎮胤の家で、7版を發行するために準備作業の一つで、その巻物を「印本」と対照しながら抄録した。すなわち「甲午旧本」、「庚子新本」、「印本」を対照した。この抄録版を韓敏甲は『東医寿世保元甲午本』とタイトルをつけた。そのタイトルを見ても、作成の主目的が「旧本」の確認であったことが分かる。

後にこの抄録版を保管するようになった李鎮胤は再び表紙を付けて、「咸興沙村 東医寿世保元甲午旧本」と命名した。沙村は東武公の家門の本家があった町である。そして李鎮胤は1940年にその本家に住んでいた。李鎮胤が題名を書き入れた理由は、家門で自分の位置に対する自負心のようなものが入っていないかとおしはかる。1917年1月に家門の族譜である璿源派乗を作るときも、編輯と校訂を担当った実務者だったから、十分にそのような推理が可能であると思う。

1940年7月には確実に「甲午旧本」と「庚子新本」の巻物が東武公の後孫の家に存在していった。しかし、以後にこれは世に知られなかった。かわりに韓敏甲が抄録した「沙村本」の『東医寿世保元甲午本』が2000年9月に、また韓敏甲が1940年12月に大田で淨書した「石南村本」の『東医寿世保元旧本』が2003年10月に李璟城の労力によって発掘された。「甲午旧本」の原本が相変わらず存在して、学界に知られていたなら、この抄録本の価値はみすぼらしいだろう。しかし、『甲午旧本』の原本が現れない状況だから、この抄録本は「旧本」に対する多くの情報を提供する重要な役割と地位を持つようになったものである。

東医寿世保元の目録

1901年に栗洞契が木活字版で刊行した『東医寿世保元』の初刊本である〈辛丑本〉は、4巻2冊に構成されている。巻之一と巻之二が上であり、巻之三と巻之四が下である。〈辛丑本〉には目録がない。1950年以前の『寿世保元』の版本中で目録が入ったのは6版と7版である。6版は1936年に北京で韓秉武が、7版は1941年に咸興で韓斗正が刊行した。『東医寿世保元』の目録は下記の通りである。

▶ 東医寿世保元 巻之一
- 性命論
- 四端論

- 拡充論

- 臓腑論

▶ 東医寿世保元 巻之二
  - 医源論
  - 少陰人 腎受熱表熱病論
  - 少陰人 胃受寒裏寒病論
  - 少陰人 泛論
  - 張仲景 傷寒論中 少陰人病 経験設方薬 二十三方
  - 宋元明 三代医家 著述中 少陰人病 経験行用要薬 十三
    方 巴豆薬 六方
  - 新定 少陰人病 応用要薬 二十四方

▶ 東医寿世保元 巻之三
  - 少陽人 脾受寒表寒病論
  - 少陽人 胃受熱裏熱病論
  - 少陽人 泛論
  - 張仲景 傷寒論中 少陽人病 経験設方薬 十方
  - 元明二代医家著述中 少陽人病 経験行用要薬 九方
  - 新定 少陽人病 応用要薬 十七方

▶ 東医寿世保元 巻之四
  - 太陰人 胃脘受寒表寒病論

- 太陰人 肝受熱裏熱病論
- 張仲景 傷寒論中 太陰人病 経験設方薬 四方
- 唐宋明三代医家著述中 太陰人病経験行用要薬 九方
- 新定 太陰人病 応用要薬 二十四方
- 太陽人 外感 腰脊病論
- 太陽人 內觸 小腸病論
- 本草所載 太陽人病 経験要薬 単方十種 及 李梃 龔信 経験要薬 単方二種
- 新定 太陽人病 応用設方薬 二方
- 広済説
- 四象人 辨証論

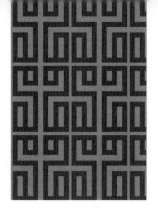

寿世保元

《寿世保元》是东武公最后的一篇著作。从1893年7月至1894年4月，是在汉城庙洞的李源兢家里写完的。1894年是甲午年，所以当时最初完成的文稿被称为《甲午本》，或者《甲午旧本》，《旧本》。在《甲午旧本》中卷之一的四个论篇和"四象人辨证论"，"广济说"全都完成了。

东武公在1985年回到了故乡咸兴，到1900年9月去世为止对"病证论"进行反复推敲，因此"病证论"是未完成的。"太阴人病症论"的一部分和"太阳人病证论"没有被修改，保持了《旧本》的状态。1900年即庚子年，因此包含了修改部分的原稿被称为《庚子本》，或者《庚子新本》，《新本》。在《新本》中新追加的论篇是被当作《寿世保元》序文的《医源论》。

东武公在"医源论"中是这样说明的。"我是在五，六千年的医药经验传承后出生的。我因为前辈们的著作而偶尔获得了四象人的脏腑性理，编写了一部著作，书名就是《寿世保元》。(余生于医药经验五六千载后，因前人之述偶得四象人脏腑性理，著得一书名曰寿世保元)"。

《辛丑本》

在1900年9月12日东武公辞世后，遗存的《寿世保元》原稿有《庚子新本》和《甲午旧本》两种。它们是卷轴的模样。弟子们决定首先出版东武公最后的著作《寿世保元》，然后7个门人聚在了一起，而在其中起主导作用的人是金永宽。在《东医寿世保元》的后记中，他的名字排在第一位，东武公又是在他家中辞世的，所以大概可以认为他是最亲近的弟子。

编辑是以《新本》为基础，遗漏的部分由《旧本》来补充。编辑完成后，于1901年6月，《东医寿世保元》用木活字本的形式刊行了。1901年是辛丑年，所以这个版本就被称作为《辛丑本》，或《辛丑版》，《初版本》，《印本》。

《辛丑本》的后记中这样写道"从性命论开始到太阴人诸论为止，各有增减，太阳人以下增加三论而没有删减。所以现在是甲午旧本最初刊行了。"因此产生了好像从性命论开始有部分修改的误解。但是韩斗正在1941年刊行的第7版《寿世保元》之《详校悬吐 东医寿世保元》后记中有"从医源论开始到太阴人诸论为止各有增减，其余诸论没有增减。所以把新本和旧本一起参考刊行"的记载。明确表示了卷之一论编四编完全没有修改，同时表示「医源论」是在《新本》中添加的内容。

韩斗正在7版最后放入的《寿世保元》的出版履历中，明示了创作《辛丑本》的弟子们担任了编辑工作并在栗洞契发行了《辛丑本》。栗洞契是为了纪念东武公的事业而组织的，最先的第一要务是落实《东

医寿世保元》出版经费。

《甲午旧本》

《寿世保元》的卷轴由东武公的后孙们保管着。1940年7月,韩敏甲（被推测为在为韩斗正帮忙）在李镇胤的家中,为了7版的发行,而做的准备工作之一就是把这个卷轴和《印本》对照着抄录下来。即《甲午旧本》,《庚子新本》和《印本》对照过了。韩敏甲给这个抄录本定了《东医寿世保元 甲午本》的题目。光是这个题目就说明了这次工作的主要目的是为了确认《旧本》。

以后,李镇胤保管了这个抄录本,以后从新贴上了书外壳,然后称之为《咸山沙村 东医寿世保元 甲午旧本》。沙村是东武公本家的地方。同时李镇胤在1940年就生活于本家。李镇胤写下这一题目的理由被推测为他对于自己在家中地位的自负心。1917年1月,在修订族谱中的璿源派乘（东武公的家谱）时,因为他是实际上担任编剧兼校订的人而使这个推理更为可信。

1940年7月,《甲午旧本》和《庚子新本》这两卷分明就存在于东武公后孙的家中,但是以后在世上没有出现过。反而是韩敏甲抄录的《东医寿世保元 甲午本》即《沙村本》和1940年12月在大田书写的《东医寿世保元 旧本》即《石南村本》分别于2009年9月和2003年10月,经由李璟城的努力才得以发掘出来。如果《甲午旧本》的原本在学术界现存的话,抄录本的价值就很低了。但是在《甲午旧本》原本不复存在的情况下,抄录本就起到了可对《旧本》提供众多情报的重

要作用。

东医寿世保元 目录

1901年，栗洞契用木活字本刊行的《东医寿世保元》的初刊本，即《辛丑本》是由4卷2册构成。卷之一和卷之二为上册，卷之三和卷之四为下册。《辛丑本》中没有目录。1950年以前出刊的《寿世保元》版本中，附有目录的是第6版和第7版。第6版是1936年，由韩秉武在北京，第7版是1940年，由韩斗正在咸兴刊行的。《东医寿世保元》的目录如下。

▶ 东医寿世保元 卷之一

　· 性命论

　· 四端论

　· 扩充论

　· 脏腑论

▶ 东医寿世保元 卷之二

　· 医源论

　· 少阴人 肾受热表热病论

　· 少阴人 胃受寒里寒病论

　· 少阴人 泛论

　· 张仲景 伤寒论中 少阴人病 经验设方药 二十三方

- 宋元明 三代医家 著述中 少阴人病 经验行用要药 十三方 巴豆药 六方
- 新定 少阴人病 应用要药 二十四方

▶ **东医寿世保元 卷之三**
- 少阳人 脾受寒表寒病论
- 少阳人 胃受热里热病论
- 少阳人 泛论
- 张仲景 伤寒论中 少阳人病 经验设方药 十方
- 元明二代医家 著述中 少阳人病 经验行用要药九方
- 新定 少阳人病 应用要药 十七方

▶ **东医寿世保元 卷之四**
- 太阴人 胃脘受寒表寒病论
- 太阴人 肝受热里热病论
- 张仲景 伤寒论中 太阴人病 经验设方药 四方
- 唐宋明三代医家 著述中 太阴人病 经验行用要药 九方
- 新定 太阴人病 应用要药 二十四方
- 太阳人 外感 腰脊病论
- 太阳人 內触 小肠病论
- 本草所载 太阳人病 经验要药 单方十种 及 李梴 龚信 经验要药 单方二种
- 新定 太阳人病 应用设方药 二方

- 广济说
- 四象人 辨证论

[3]

권지일

卷之一

卷之一

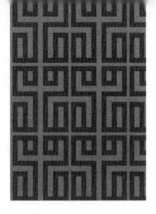

다섯 편

『동의수세보원』〈신축본〉은 상하 2책 4권이다. 권지일은 「성명론」「사단론」「확충론」「장부론」 네 편이고, 「사상인변증론」은 권지사의 마지막 편이다. 내가 이 책에서 쓰려는 대상은 이상의 다섯 편이다.

『동의수세보원』〈신축본〉의 구성

책	권	논편
상	권지일	성명론, 사단론, 확충론, 장부론
	권지이	의원론, 소음인병론
하	권지삼	소양인병론
	권지사	태음인병론, 태양인병론, 광제설, 사상인변증론

『동의수세보원』의 주제는 지인(知人), 치병(治病), 섭생(攝生), 감별(鑑別)로 나눌 수 있는데, 주제별로 해당하는 논편은 아래 표와 같다.

주제	논편
지인	「성명론」~「장부론」
치병	「의원론」~각 「병증론」
섭생	「광제설」
감별	「사상인변증론」

규정 또는 정의

권지일의 네 논편인, 「성명론」은 37조문, 「사단론」은 26조문, 「확충론」은 17조문, 「장부론」도 17조문으로 구성되어 있다.

네 논편은 동일한 전개방식을 가지고 있다. 논편의 서두에서 규정 혹은 정의로 시작하는 것이다. 「성명론」은 천기와 인사를 규정하면서 시작한다. 「사단론」은 태소음양인과 비박탐나인을 명명하면서 시작하나. 「확충론」은 태소음양인의 성과 정에 대한 정의로 시작한다. 그리고 아울러 애노희락(哀怒喜樂)이 기모조보(欺侮助保)에 대한 반응이라는 것도 함께 정의한다. 「장부론」은 사장과 사부를 통해서 사초의 부위를 규정하면서 시작한다.

논편을 이렇게 서술하는 것은 아주 중요한 뜻이 있다. 이것은 태양인인 동무 공의 글쓰기 특징이기도 하다. 〈수세보원〉에서 규정되고 정의되었다는 것은 그 배경원리에 대해서는 구구하게 따지지 말라는 선언과도 같은 것이기 때문이다.

권지사에 들어간 「사상인변증론」도 규정으로 시작하는 것은 동일하다. 조문 1에서 태소음양인의 분포 비율에 대해서 규정해 놓은 것이다. 그래서 한두정은 7판본을 펴내면서, 이 조문의 의미를 충실히 따르려고 조문 5에서 선능생산(鮮能生産) 부분을 불능생산(不能生産)으로 수정했다.

다섯 논편의 규정(정의)

논편	조문수	규정(정의)
「성명론」	37	천기와 인사
「사단론」	26	태소음양인과 비박탐나인
「확충론」	17	성과 정
「장부론」	17	사장과 사부 그리고 사초
「변증론」	22	태소음양인의 분포 비율

유사와 유사부동

「성명론」의 분류기준은 유사(有四)이고, 「사단론」의 분류기준은 유사부동(有四不同)이다.

사람에게서, 천기는 이목비구(耳目鼻口)와 인사는 폐비간신(肺脾肝腎)과 맺어 넷으로 구분하였는데, 이목비구와 폐비간신은 (태소음양인으로 구분되는) 사람에게서 각각 서로 대등한 조건은 아니므로 다만 유사라고 한 것이다. 그리고 「사단론」에서는 동일하게 인간이라는 기준을 두고 태소음양인으로 다른 것이므로 부동이라고 한 것이다.

그렇다고 「성명론」이 '다름'을 말한 것이 아니고 '같음'을 말한 것이라고 해석하는 것은 무리이다. 천기유사와 인사유사 그리고 이목비구와 폐비간신을 제시하는 순간 사람은 태소음양이라는 '다름'에 따라 구분되는 것이기 때문이다. 다만 「성명론」은 태소음양인의 개별적인 조건 대신에 인간에 내재하는 근본적인 조건에 관해서 먼저 말하고 있다.

논편의 공통점

『동의수세보원』 권지일은 「성명론」에서 천기유사로 시작해서 「장부론」에서 심위일신지주재(心爲一身之主宰)로 끝난다. 「성명론」의 결론은 책심(責心)으로 유학적인 측면에서 심의 중요성을 말했고, 「장부론」의 결론은 심(心)인데 의학적인 구조에서 심의 중요성을 말한 것이다. 즉 「장부론」은 「성명론」의 의학적 변신이라고 할 수도 있다. 그리고 「성명론」과 「장부론」에는 공통적으로 태소음양인의 명칭이 등장하지 않는다. 「사단론」 조문 3에서 심징이 중잉지태극(中央之太極)이라고 하고 「장부론」에서는 몸을 주재한다고 했으니, 심장은 우리 몸의 태양인 셈이다.

　「성명론」 「사단론」 「확충론」의 공통점은 취약한 요소에 대한 경계를 담고 있다는 것이다. 「성명론」에는 사심(邪心)과 태심(怠心)이 나오고, 존기심(存其心)하고 책기심(責其心)해야 한다고 하였다. 「사단론」에서는 심욕에 의해 비박탐나인으로 나누었고, 애노희락의 폭랑(暴浪)에 대해 말했다. 즉 건강을 유지하는 길은 애노희락의 중절(中節)을 지키는 것이다. 「확충론」에는 능(能)과 불능(不能)이 나온다.

권지일 네 논편의 연결

〈수세보원〉 권지일은 「성명론」 「사단론」 「확충론」 「장부론」의 순서이다. 그런데 동무 공은 네 논편이 앞뒤로 맞물리며 연결되도록 조문을 조합하고 배치하였다고 생각한다. 그것에 대한 간단한 설명이다.

> 「성명론」 1-37
> 存其心者 責其心也
> 「사단론」 2-13
> 哀氣直升 怒氣橫升 喜氣放降 樂氣陷降
> 「사단론」 2-14
> 哀怒之氣上升 喜樂之氣下降 上升之氣過多則下焦傷 下降之氣過多則上焦傷

동무 공은 「성명론」 조문 37에서 이 논편의 결론 삼아서 책심을 말했는데 이것은 이어지는 「사단론」의 애노희락과 연결된다. 「사단론」에서는 애노희락의 성질과 애노희락의 승강이 몸에 어떤 영향을 끼치는지 설명했다.

> 「사단론」 2-10
> 太陽人 哀性遠散而怒情促急 哀性遠散則氣注肺 而肺益盛怒情促急則氣激肝 而肝益削 太陽之臟局 所以成形於肺大肝

小也

「확충론」3-1

太陽人 哀性遠散而怒情促急 哀性遠散者 太陽之耳察於天時
而哀衆人之相欺也 哀性非他聽也 怒情促急者 太陽之脾行於
交遇 而怒別人之侮己也 怒情非他怒也

「사단론」 조문 10에서는 사상인의 장국에서 표출되는 성정의 특
성을, 이어지는 「확충론」 조문 1에 연결한다. 이 조문은 사상인에서
애노희락의 성과 정에 관한 규정이다.

「사단론」 2-12

肺以呼 肝以吸 肝肺者呼吸氣液之門戶也 脾以納 腎以出 腎
脾者出納水穀之府庫也

「장부론」 4-2

水穀自胃脘而入于胃 自胃而入于小腸 自小腸而入于大腸 自
大腸而出于肛門者 水穀之都數 停畜於胃而薰蒸爲熱氣 消導
於小腸而平淡爲凉氣 熱氣之輕清者 上升於胃脘而爲溫氣 凉
氣之質重者 下降於大腸而爲寒氣

「사단론」 조문 12는 「장부론」 조문 2에 앞서서 나왔다고 생각한
다. 「장부론」에서는 사장과 사부 그리고 사초의 부위를 규정하고,
수곡의 통로로서 사부(四腑)는 온열량한지기(溫熱凉寒之氣)를 생성한
다고 하였다. 그리고 이것을 바탕으로 인체의 생명활동이 영위되는

기전을 동무 공은 독창적인 개념과 용어를 반영한 구조체계를 통해
밝혔다.

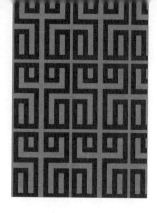

五つの編

『東医寿世保元』の「辛丑本」は上下の2冊4巻である。卷之一は
「性命論」、「四端論」、「拡充論」、「臓腑論」の 四つの編であり、「四
象人辨証論」は卷之四の編である。私がこの本で書こうとする対象
は以上の五つの編である。

『東医寿世保元』「辛丑本」の構成

冊	卷	論編
上	卷之一	性命論, 四端論, 拡充論, 臓腑論
	卷之二	医源論, 少陰人病論
下	卷之三	少陽人病論
	卷之四	太陰人病論, 太陽人病論, 広済説, 四象人辨証論

『東医寿世保元』の主題は知人、治病、摂生、鑑別に分けること
ができるが、テーマ別に該当する論編は下表に示すとおりだ。

『東医寿世保元』の主題

主題	論編
知人	「性命論」~「臓腑論」
治病	「医源論」~各「病証論」
摂生	「広済説」
鑑別	「四象人辨証論」

規定または定義

　巻之一には四つの論編があるが、「性命論」は37條文、「四端論」は26條文、「拡充論」は17條文、「臓腑論」も17條文から構成されている。

　四つの論編は同じな展開方式を持っている。論編の序頭で規定または定義から始めるものである。「性命論」は天機と人事を規定しながら始める。「四端論」は太少陰陽人と鄙薄貪懦人を命名しながら始作する。「拡充論」は、太少陰陽人の性と情に対した定義で始作する。そして哀怒喜楽が欺侮助保に対する反応ということも共に定義する。「臓臓論」は四臓と四腑を通して、四焦の部位を規定しながら始作する。

　論編をこのように述べるのは、非常に重要な意味がある。これは太陽人である東武公の書き物の特徴でもある。『寿世保元』で規定されて、定義されたということは、その背景原理に対してはまちまちに問詰めるなという宣言のようなものだからである。

巻之四に入った「四象人辨証論」も規定で始めるのは同じである。条文1で太少陰陽人の分布比率について規定しておいたものである。そこで韓斗正は7版本を発刊して、この条文の意味を充実に従うために、条文5から「鮮能生産」を「不能生産」に修訂した。

五つの論編の規定

論編	條文数	規定(定義)
「性命論」	37	天機と人事
「四端論」	26	太少陰陽人と鄙薄貪懦人
「拡充論」	17	性と情
「臓腑論」	17	四臓と四腑 また四焦
「辨証論」	22	太少陰陽人の分布比率

有四と有四不同

「性命論」の分類基準は「有四」であり、「四端論」の分類基準は「有四不同」である。

人にとって、天機は耳目鼻口と、人事は肺脾肝腎と結びて、四つに区分したが、耳目鼻口と肺脾肝腎は(太少陰陽人に区分される)人からそれぞれ対等な条件ではないために、ただし「有四」と言ったのである。そして「四端論」では、同じな人間という基準を置いて、太少陰陽人と異なるのであり、不同としたのである。

さりとて「性命論」が「違い」をはなしたのではなく、「同じ」を

はなしたものだと解釋することは無理である。「天機有四」と「人事有四」、そして「耳目鼻口」と「肺脾肝腎」を提示したとたんに、人は太少陰陽という「違い」によって区分されるものだからだ。ただし「性命論」は太少陰陽人の個別的な条件のかわりに、人間の内部に内在する根本的な条件に関って先に話している。

論編の共通点

『東医寿世保元』の卷之一は「性命論」の「天機有四」に始まって、「臓腑論」の「心爲一身之主宰」で終わる。「性命論」の結論は責心であるが、儒学的側面から心の重要性を述べ、「臓腑論」の結論も心であるが、医学的側面から心の重要性について述べたものである。すなわち、「臓腑論」は「性命論」の医学的変身だといえる。そして「性命論」と「臓臓論」にはすべて太少陰陽人の名称が登場しない。「四端論」の条文3で心臓が「中央之太極」と言って、「臓腑論」では体を主宰すると言ったので、心臓は私たちの体の太陽のわけだ。

「性命論」、「四端論」、「拡充論」の共通点は、脆弱な要所に対する警戒が盛り込んでいるということである。「性命論」には邪心と怠心が出て、「存其心」と「責其心」をするべきだといった。「四端論」では心の欲によって、鄙、薄、貪、懦の人に分けて、哀怒喜楽の「劇甚と溢れ（暴浪）」についていった。すなわち、健康を維持する方法は哀怒喜楽の中節を守ることだ。「拡充論」には「能」と「不

能」が出る。

巻之一 四つの論編の連結

『東医寿世保元』巻之一は「性命論」「四端論」「拡充論」「臓腑論」の 順序だ。ところが、東武公は四つの論編の前後が噛み合ってつながるように条文を組み合わせて配したと考える。それについての簡単な説明だ。

「性命論」1—37
存其心者 責其心也
「四端論」2—13
哀気直升 怒気横升 喜氣放降 楽気陥降
「四端論」2—14
哀怒之気上升 喜楽之気下降 上升之気過多則下焦傷 下降之気過多則上焦傷

東武公は「性命論」条文37でこの論編の結論として責心を述べていったが、これは、つながる「四端論」の哀憤喜楽と連結される。「四端論」では哀怒喜楽の性質と哀怒喜楽の升降が体にどんな影響を与えるのか説明した。

「四端論」2-10

太陽人 哀性遠散而怒情促急 哀性遠散則気注肺 而肺益盛
怒情促急 則気激肝 而肝益削 太陽之臓局 所以成形於肺大
肝小也

「拡充論」3-1

太陽人 哀性遠散而怒情促急 哀性遠散者 太陽之耳察於天時
而哀衆人之相欺也 哀性非他聴也 怒情促急者 太陽之脾行於
交遇 而怒別人之侮己也 怒情非他怒也

　　「四端論」条文10では、四象人の臓局から表出される性情の特性
を、つながる「拡充論」条文1に連結する。この条文は四象人で哀
怒喜楽の性と情に関しる規定である。

「四端論」2-12

肺以呼 肝以吸 肝肺者呼吸気液之門戸也 脾以納 腎以出 腎脾
者出納水穀之府庫也

「臓腑論」4-2

水穀自胃脘而入于胃 自胃而入于小腸 自小腸而入于大腸 自大
腸而出于肛門者 水穀之都数 停畜於胃而薫蒸為熱気 消導於小
腸而平淡為涼気 熱気之軽清者 上升於胃脘而為温気 涼気之質
重者 下降於大腸而為寒気

　　「四端論」条文12は「臓腑論」条文2に先立って出たと考える。

「臓腑論」では四臓と四腑および四焦の部位を規定して、水穀の通路としての四腑は温熱涼寒之気を生成するといった。そして、これを基にして人体の生命活動が栄衛されるメカニズムを、東武公は、独唱的な概念と用語を反映する構造体系を通じて焙り出した。

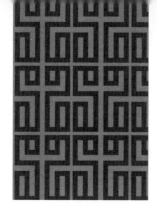

五篇

《东医寿世保元》的《辛丑本》分为上下两册，共四卷。卷之一有"性命论"，"四端论"，"扩充论"，"脏腑论"四篇。"四象人辨证论"是卷之四的最后一篇。我的书要写得就是这五篇。

《东医寿世保元》之《辛丑本》的构成

书	卷	论篇
上	卷之一	性命论，四端论，扩充论，脏腑论
	卷之二	医源论 少阴人病论
下	卷之三	少阳人病论
	卷之四	太阴人病论，太阳人病论，广济说，四象人辨证论

《东医寿世保元》按主题可以分为知人，治病，摄生，鉴别，而各主题对应的论篇如下表。

《东医寿世保元》的主题

主题	论篇
知人	「性命论」~「脏腑论」
治病	「医源论」~ 各「病证论」
摄生	「广济说」
鉴别	「四象人辨证论」

规定 或 定义

卷之一由四个论篇，即由"性命论"的37个条文，"四端论"的26个条文，"扩充论"的17个条文，"脏腑论"的17个条文构成的。

四个论篇用了同一种方式展开。论篇的开头是以规定或定义开始的。"性命论"是从天机和人事的规定开始的。"四端论"是从太少阴阳人和鄙薄贪懦人的命名开始的。"扩充论"是从对太少阴阳人的性和情的定义开始的。同时定义了"哀怒喜乐"是对"欺侮助保"产生的反应。"脏腑论"是从通过四脏和四腑来规定了四焦部位开始的。

论篇用这种方式来叙述，有很重要的意义。这也是太阳人东武公写作的特征。在《寿世保元》中，应用了规定或者定义，是因为不要对背景原理作穷究的一种宣言。

在卷之四中，"四象人辨证论"同样也是由规定开始的。在条文1中，对太少阴阳人的分布比率作了规定。所以韩斗正在发行7版的时候，为了完全遵照这个条文的意思，把条文5中的"鲜能生产"修订为"不能生产"。

五个论篇的规定(定义)

论篇	条文数	规定(定义)
「性命论」	37	天机和人事
「四端论」	26	太少阴阳人和鄙薄贪懦人
「扩充论」	17	性和情
「脏腑论」	17	四脏和四腑 以及四焦
「辨证论」	22	太少阴阳人的分布比率

'有四'和'有四不同'

"性命论"的分类基准是"有四",而"四端论"的分类基准是"有四不同"。

对于人来说,天机和耳目鼻口,与人事和肺脾肝肾联系起来区分为四。对于人们来说,耳目鼻口和肺脾肝肾(区分为太少阴阳人)并非具有各自相互对等的条件,仅是"有四"而已。并且在"四端论"中,因为在同一"人间"的基准上,有太少阴阳人的差异而产生了不同。

但是由此认为,"性命论"并非阐明"不同"而是阐明"相同"的解释是没有道理的。因为在阐明"天机有四"和"人事有四",以及耳目鼻口和肺脾肝肾的瞬间,人们就会按照太少阴阳人的"不同"来区分为四类。只是在"性命论"中,在说明太少阴阳人的个别的条件之前,首先对"人间"的内在根本条件做了阐述。

论篇的共同点

《东医寿世保元》的卷之一，是以"性命论"中的"天机有四"开始，以"脏腑论"中的"心为一身之主宰"结束。"性命论"的结论是"责心"，即从儒学的侧面说明了心的重要性。"脏腑论"的结论也在于心，是对于医学构造方面的心的重要性来说的。即"脏腑论"可以认为是"性命论"的医学的变身。同时，在"性命论"和"脏腑论"中，太少阴阳人的名称都没有登场。在"四端论"的条文3中，心脏被称作"中央之太极"，而在"脏腑论"中，被称为身体的主宰，所以心脏就是我们身体的太阳。

"性命论"，"四端论"，"扩充论"的共通点在于对脆弱的"要所"的警戒。在"性命论"中，出现了邪心和怠心，因此必须要"存其心"和"责其心"。在"四端论"中，因为按照"心欲"可分为"鄙薄贪懦人"，还说明了哀怒喜乐的"暴浪"。即维持健康之道的方法是保证哀怒喜乐的"中节"。在"扩充论"中出现了能和不能。

"卷之一"四篇的连接

《寿世保元》卷之一的顺序是"性命论"，"四端论"，"扩充论"，"脏腑论"。但是我认为东武公为了使四个论篇的前后吻合连接起来，把条文进行了组合分配。对于这个想法作个简单说明。

「性命论」1–37

存其心者 责其心也

「四端论」2–13

哀气直升 怒气横升 喜气放降 乐气陷降

「四端论」2–14

哀怒之气上升 喜乐之气下降 上升之气过多则下焦伤 下降之气
过多则上焦伤

东武公在"性命论"的第37条中，说明了这一论篇的结论即"责
心"。与下面的"四端论"的"喜怒哀乐"联系起来。"四端论"
中，说明了"喜怒哀乐"的升降赋予人体的影响。

「四端论」2–10

太阳人 哀性远散而怒情促急 哀性远散则气注肺 而肺益盛 怒
情促急则气激肝 而肝益削 太阳之脏局 所以成形于肺大肝小
也

「扩充论」3–1

太阳人 哀性远散而怒情促急 哀性远散者 太阳之耳察于天时
而哀众人之相欺也 哀性非他听也 怒情促急者 太阳之脾行于交
遇 而怒别人之侮己也 怒情非他怒也

在"四端论"的第10条中，从四象人的脏局表现出的性情的特性，
与下面的"扩充论"的第1条相连接。这个条文是有关四象人哀怒喜

乐的"性"和"情"的规定。

「四端论」2-12

肺以呼 肝以吸 肝肺者呼吸气液之门户也 脾以纳 肾以出 肾脾
者出纳水谷之府库也

「脏腑论」4-2

水谷自胃脘而入于胃 自胃而入于小肠 自小肠而入于大肠 自大
肠而出于肛门者 水谷之都数 停

畜于胃而熏蒸为热气 消导于小肠而平淡为凉气 热气之轻清者
上升于胃脘而为温气 凉气之质重

者 下降于大肠而为寒气

    我认为"四端论"的第12条应该在"脏腑论"第2条前面出现。在
"脏腑论"中，定义了四脏和四腑以及四焦的部位，作为水谷通路
的四腑产生了"温热凉寒之气"。同时，这作为人体生命活动机制的
基础，由东武公独创的概念和用语来反映的构造体系所阐明了。

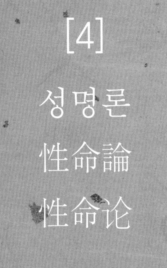

[4]

성명론
性命論
性命论

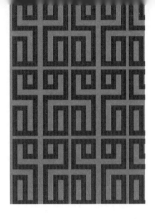

「성명론」의 개요

「성명론」은 인간론이고, 「사단론」은 사상인론이다.

「성명론」은 인간의 본성과 삶의 목표(知行)에 관한 논편이다. 그러므로 지행론(知行論)이라고도 할 수 있다. 37조문으로 구성되어 있다.

「성명론」에서는 천인성명(天·人·知·行)의 네 가지 요소를 제시하면서, 인간의 본성(天/人)과 삶의 목표(知/行)에 관하여 논하였다.

조문 1과 조문 2에서 천기유사(天機有四)와 인사유사(人事有四)라고 한 것은 세상(주변환경)과 인체를 넷으로 나누어서 보겠다는 선언이다. 그런 후에 본성(好善/惡惡)과 욕심(邪心/怠心)을 대비하면서 논의를 진행한다. 호선(好善)과 오악(惡惡)이라는 인성(人性)의 기준을 먼저 제시한 후에, 사심(邪心)과 태심(怠心)에 대해서 말했다. 그리고 혜각(慧覺/兼人)과 자업(資業/廉己)을 통해서 사회적 가치에 기여해야 함을 말했다.

마지막 조문인 조문 37에서 「성명론」의 결론을 삼아서 책기심(責其心)을 말하면서 「사단론」으로 이어진다. 「사단론」에서 본격적으로 심(心/心慾)의 문제로 넘어간다.

이 「성명론」은 『중용(中庸)』 1장에 나오는 "天命之謂性 率性之謂道 修道之謂教"에 대한 동무(東武) 이제마(李濟馬)식 해석이라고 생각한다.

「성명론」의 전체적인 구성은 아래 표와 같다.

「성명론」의 구성

조문	주제	내용
1~6	천기와 인사	인간의 가장 중요한 기능 단위 / 선악의 기준
7~10	지와 행	지행을 통해서 성명에 도달하는 인간의 가능태를 제시 아울러 심욕의 문제를 제시
11~14	천 인 성 명	천 인 지 행은 인간을 이해하는 핵심적인 구조 天 人 知 行은 天 人 性 命이다.
15~18	호선과 오악	耳目鼻口와 肺脾肝腎은 선악의 준거이다.
19~22	사심과 태심	사심과 태심의 의미
23~27	호선 오악 사심 태심	사람에게는(人之) 호선, 오악, 사심, 태심이 모두 있다. 그래서 可以爲堯舜와 自不爲堯舜의 구별이 생긴다. 存心養性 修身立命하면 堯舜에 이를 수 있다.
28~29	知 愚 賢 不肖	人之와 我之를 대비하여, 愚와 不肖를 免하는 길
30~34	혜각과 자업	혜각과 자업이 성과 명이다. 거기에서 德과 道가 생긴다. 혜각은 兼人하면 教가 있다. 자업은 廉己하면 功이 있다. 도덕을 이루면 仁聖이다. 도덕은 지행이고 성명은 지행이다.
35	擧行論命	命은 命數이다.
36	鼻嗅人倫 口味地方	嗅는 黙探이고, 味는 均嘗이다.
37	책기심	存其心은 責其心이다. 「성명론」의 결론

「성명론」의 진행

「성명론」의 주인공은 천, 인, 지, 행이다. 그 중에서도 지와 행이다. 그런데 지와 행을 통해서 도달하려는 곳이 바로 성(性)과 명(命)이다. 그래서 「성명론」이다.

「성명론」은 37개의 조문으로 나눈다. 조문 1에서 조문 6까지는 천기와 인사를 이목비구(耳目鼻口)와 폐비간신(肺脾肝腎)에 배당하였고, 조문 7에서 조문 10까지는 지와 행이 함억제복(頷臆臍腹)과 두견요둔(頭肩腰臀)에 있다고 하였다. 조문 11에서 조문 14는 천·인·지·행이 대동(大同)과 각립(各立), 그리고 박통(博通)과 독행(獨行)한다고 하고, 조문 15에서 조문 18에서는 호선과 오악으로, 이목비구와 폐비간신이 선악의 준거(準據)임을, 조문 19에서 조문 22까지는 사람이 살면서 극복해야 할 과제로서 사심과 태심을 말했다. 이하의 조문에서 그 실천방법으로 존심양성(存心養性)과 수신입명(修身立命)을 말했고 그리하여 요순(堯舜)에 이를 수 있다고 했다.

조문 37에서는 "존기심자 책기심야(存其心者 責其心也)"라고 했다. 마음을 늘 꾸짖어서 그릇된 길로 빠지지 않게 해야 한다는 것이다. 이것은 「성명론」의 결론이면서 〈수세보원〉을 통한 동무 이제마의 지향이기도 하다. 책심은 이어지는 논편인 「사단론」의 애노희락(哀怒喜樂)과 연결된다.

천기와 인사

　天機有四 一曰地方 二曰人倫 三曰世會 四曰天時
「성명론」1-2
　人事有四 一曰居處 二曰黨與 三曰交遇 四曰事務

　동무 공이 천기와 인사를 제시한 것은 〈수세보원〉의 첫 편인 「성명론」의 맨 첫 두 문장이다. 나는 이것이 〈수세보원〉 전체를 규정하는 언명이라고 생각한다. 아주 당연한 말이지만 천기를 먼저 규정하고 인사를 말했다. 순서를 바꾸어 인사가 천기보다 앞에 나와서는 안 되는 것이다. '천기가 넷이 있으므로 인사 또한 넷이 있다'는 의미라는 것이다.

　동양에서는 천지자연과 인간을 함께 바라보는 삼재(三才) 사상이 있었다. 삼재는 즉 하늘·사람·땅(天人地)이다. 동무 공은 삼재를 넷으로 바꾸었다. 삼재에서 사람에 해당하는 구역을 둘로 나눈 것이다. 그것이 천기유사(天機有四)이다. 천기는 '사람이 살아가는 밖의 환경'인데 이것이 하늘과 땅만 있는 것이 아니다. 개인과 개인이 만나고 모이는 사회가 있다. 그래서 하늘(天時)과 땅(地方) 사이에 사람의 영역을 세회(世會)와 인륜(人倫)으로 더 나누었다. 철저하게 사람 중심적인 사고인 것이다. 즉, 천기는 동무 공의 우주론이 아니라는 말이다.

　《동무유고》라는 이름을 가진 원고 뭉치가 두 종류가 있다. 북쪽에는 〈보건성본〉이 있고 남쪽에는 〈장서각본〉이 있다. 이 두 곳에 모두 천기에 대한 설명이 들어 있다. 후인들은 이 부분을 동무자주라고 부른다. 아래에 핵심적인 내용만 간단하게 인용했다.

「동무자주」
地方卽少陰 兌上絶西方也 人倫卽太陰 坎中連北方也
世會卽少陽 巽下絶東方也 天時卽太陽 离虛中南方也

동무자주를 요약하면, 천기를 넷으로 나눈 기준은 방위이고 태소음양의 사상(四象)이 각각 네 방위에 배속되어 있다. 천기는 지구에서 사람이 살아가는 환경적인 조건을 말한 것이다. 그것을 넷으로 나누었고 그런 환경조건의 차이를 사상에 배속했다. 천기가 그렇게 넷으로 나눠지므로 그런 환경에서 태소음양인이 탄생하고 사람의 행동양식도 넷으로 나뉜다고 본 것이다.

천기는 사람이 살아가는 주변 환경이고, 인사는 사람이 행하는 일(功能)이다. 그것이 각각 넷으로 다르다는 것이다. 그래서 〈수세보원〉에서는 처음부터 끝까지 항상 사람 즉, 사상인(四象人)을 떠올려야 한다. 「성명론」이나 「장부론」처럼 사상인이 등장하지 않는 논편에서도 그렇다.

천인지행(天人知行) 천인성명(天人性命)

사람(人)은 누구나 요순이 될 수 있는 가능성을 지니고 태어난다.

그런 가능성이 이목비구와 폐비간신이다. 그 본성이 호선과 오악으로 선악의 준거이다. 이것은 인간 보편론이다. 그런데 내(我)가 스스로 요순이 될 수 없는 제한이 있다. 그것이 내 속에 있는 사심과 태심이다. 이것을 극복하고 존심양성(存心養性) 수신입명(修身立命)해야 요순(堯舜)에 이를 수 있다. 이 부분은 실천론이며 각론이라고 할 수 있다.

「성명론」 조문 1부터 조문 10까지 천인지행이 서술되었고, 조문 11부터는 이것이 서로 엮인다. 지와 행은 사람에게 있는 가능태를 말한다. 하늘(天)의 지와 인간(人)의 행이 아니라, 사람의 지이고 행인 것이다.

참다운 나가 별도로 있고, 착각하는 나가 별도로 있는 것이 아니다. 요순의 가능성을 방해하는 인자가 있다는 것이다. 그것이 나(我)의 마음(心)과 몸(身)인 함억제복과 두견요둔이다. 그곳에는 이상적으로 지(性)와 행(命)이 거해야 하지만 사람이라면 누구에게나 일어나는 사심과 태심이 언제는지 방해공삭을 한다. 그래서 어리석고(愚) 못난(不肖) 처지에 쉽게 빠진다. 이것을 극복하는 길은 존심(存心)과 수신(修身)이다. 그리하여 지행(知行), 성명(性命), 도덕(道德)에 이르면 요순이 될 수 있다

요순이 될 수 있는(可以爲堯舜) 길과 스스로 요순이 되지 못하는(自不爲堯舜) 인자을 인지(人之)와 아지(我之)로 대비하여, 우(愚)와 불초(不肖)를 면하는 길을 제시한 것이다. 혜각과 자업이 성(性)과 명(命)이다. 거기에서 덕(德)과 도(道)가 생긴다. 혜각은 겸인(兼人)하면 교(敎)가 있다. 자업은 염기(廉己)하면 공(功)이 있다. 도덕(道德)을 이

루면 인성(仁聖)이다. 도덕은 지행이고 성명은 지행이다. 명(命)은 명수(命數)이다.

인지(人之)와 아지(我之)

「성명론」 1-28

耳目鼻口 人皆知也 頷臆臍腹 人皆愚也 肺脾肝腎 人皆賢也 頭肩腰臀 人皆不肖也

「성명론」 1-29

人之耳目鼻口 天也 天知也 人之肺脾肝腎 人也 人賢也

我之頷臆臍腹 我自爲心而未免愚也 我之免愚在我也

我之頭肩腰臀 我自爲身而未免不肖也 我之免不肖在我也

「성명론」의 조문 28은 이목비구와 함억제복, 그리고 폐비간신과 두견요둔을 지(知)와 우(愚), 그리고 현(賢)과 불초(不肖)로 규정했다. 즉, 조문 28과 29는 지와 우, 현과 불초에 관한 내용이다. 조문 29는 조문 28에 관한 설명이다. 여기에서 중요한 구분이 나온다. '인지(人之)'와 '아지(我之)'이다.

이목비구와 폐비간신은 인지이고, 함억제복과 두견요둔은 아지이다. 한문에서 인이 나올 때는 보편적인 일반인이나 대중 혹은 내가 아닌 다른 사람을 의미한다. 개인인 나(自己)를 지칭할 때는 아(我)이거나 오(吾) 또는 기(己)를 쓴다. 여기에서 '인지' 이하는 이를테면 보편론이며 원론이고, '아지' 이하는 실천론이며 각론이다. 이

후에 조문 34에도 인과 아가 대조적으로 등장한다.

조문 29에서 이목비구는 천이고, 폐비간신은 인이라고 했는데, 이 때의 천과 인은 상하의 의미로서 천과 인이다. 인(人)의 이목비구는 천이며 상(上)이고, 인(人)의 폐비간신은 인이고 하(下)이다. 그런 다음에 '아지'가 나온다.

사람(人)은 누구나 요순이 될 수 있는 가능성을 지니고 태어난다. 그런 가능성이 이목비구와 폐비간신이다. 참다운 나가 별도로 있고, 착각하는 나가 별도로 있는 것이 아니다. 요순의 가능성을 방해하는 인자가 있다는 것이다. 그것이 나(我)의 마음(心)과 몸(身) 인 함억제복과 두견요둔이다. 그곳에는 이상적으로 지(性)와 행(命) 이 거해야 하지만 사람이라면 누구에게나 일어나는 사심과 태심이 언제든지 방해공작을 한다. 그래서 어리석고(愚) 못난(不肖) 처지에 쉽게 빠진다.

귀눈고입

「성명론」1-3
耳聽天時 目視世會 鼻嗅人倫 口味地方

귀눈코입(耳目鼻口)

앞				뒤/위
			耳(金)	
		目(土)		
	鼻(木)			
口(水)				아래

사람의 얼굴에서 귀눈코입(耳目鼻口)은 위에서 아래로 내려오면서, 또 뒤에서 앞으로 나오면서 배치되어 있다. 이건 감각의 영역을 구별하는 것이라고 생각한다. 귀는 소리를 판별하고, 눈은 빛(색)을 구별하며, 코는 냄새를 가려내고, 입은 맛을 골라낸다. 맛을 느끼기 위해서는 직접 닿아야 한다. 냄새는 그 다음이다. 시각(빛)은 장애물에 막히면 볼 수 없지만 소리는 담을 타 넘고 들려올 수 있다. 귀눈코입은 각각의 기관이 담당하고 있는 감각기능과 연결한 것이다. 코를 호흡과, 입을 음식섭취와 연결한 것은 아니라는 것이다.

소리는 금(金)의 영역이고, 빛은 토(土)의 영역이며, 냄새는 목(木)의 영역이고, 맛은 수(水)의 영역이다. 그래서 금이 발달하면 소리에 민감하고 음감이 훌륭하고, 토가 발달하면 빛을 통한 색채감각이 뛰어나고, 목이 발달하면 냄새를 잘 구별할 수 있고, 수가 발달하면 맛에 아주 까다롭게 된다.

그래서 금체질(태양인)에서 뛰어난 음악가가 나오고, 토체질(소양인)은 색을 잘 쓰는 화가가 탄생하며, 목체질(태음인)에서는 풍미가 훌륭한 음식을 만드는 쉐프나 향수를 만드는 조향사가 나오고, 수체질(소음인) 중에서는 포도주의 맛을 감별하는 소믈리에(sommelier)가 될 수 있다.

첼리스트로 데뷔해서 지금은 오케스트라 지휘자로 활동하고 있는 장한나 씨는 인터뷰에서, "뉴욕의 집에서 밤에 자려고 누우면 멀리 있는 곳에서 들려오는 생활소음 때문에 잠을 방해받는 일이 많다."면서, 소리에 너무 민감해서 음악활동에는 도움이 되지만 이런 고충도 있다고 했다.

1860년대 파리에서 활동했던 인상파는 전통적인 회화기법을 거부하고, 색채·색조·질감 등 눈에 그대로 보이는 세계를 정확하고 객관적으로 묘사하려고 하였다. 빛의 변화에 따라 다양하게 달리 보이는 자연을 그 순간적 장면 그대로 그리려고 노력했던 것이다. 인상파는 빛을 표현하고자 했다. 같은 풍경이라도 시간의 변화, 환경의 변화에 따라 다른 색상, 다른 세계, 다른 느낌, 다른 그림이 되었다.

KBS 2TV에서 방영했던 「제빵왕 김탁구」에서 배우 윤시윤이 연기했던 심탁구는, 빵의 반죽이 발효과정을 거지면서 숙성되는 절묘한 순간의 냄새를 가려내는 능력이 있었다.

호텔이나 고급 레스토랑에서 포도주를 추천하고 주문을 받아 서비스를 하고, 품목 선정, 구매, 관리, 저장 등 와인과 관련한 일을 맡아서 하는 사람을 소믈리에라고 한다. 소믈리에가 맛에 민감하지 않다면, 원산지와 품종이 각기 다른 포도, 포도가 자랐던 환경, 와이너리의 생산방식 차이 등에서 개별적으로 드러나는 포도주의 고유한 특성을 오로지 맛을 통해서 감별해내지는 못할 것이다.

체질을 구분할 때는 '재능의 구별'이라는 뜻도 포함되어 있다. 재능은 내가 누르고 억제한다고 없어지는 것이 아니다. 나도 모르게 드러나게 된다. 그래서 체질을 먼저 알면 그에게 어떤 재능이 숨어 있는지를 짐작할 수가 있다. 하지만 재능은 재능일 뿐이다. 그것에 따라 별다른 노력을 들이지 않더라도 취미생활 정도로 즐길 수는 있다. 하지만 전문가가 되려고 한다면 상황이 다르다.

천부적인 재능만으로는 절대 대가가 될 수 없다. 재능이란 호기심과 흥미와 재미를 안겨주는 부싯돌과 같다. 그런 촉발을 통해서 끊임없이 노력하고 연습을 해야만 자신이 받은 재능을 제대로 발휘할 수 있다. 사람들은 결과만을 보고 '그건 그의 재능일 거야' 하고 단순하게 판단하려는 경향이 있다. 뒤에 숨은 부단한 노력과 연습의 흔적은 잘 드러나지 않기 때문이다.

지행(知行) 성명(性命) 덕도(德道)

「성명론」1-7, 8, 9, 10

頷有籌策 臆有經綸 臍有行檢 腹有度量

籌策不可驕也 經綸不可矜也 行檢不可伐也 度量不可夸也

頭有識見 肩有威儀 腰有材幹 臀有方略

識見必無奪也 威儀必無侈也 材幹必無懶也 方略必無竊也

「성명론」1-13, 14

籌策博通也 識見獨行也 經綸博通也 威儀獨行也 行檢博通也

材幹獨行也 度量博通也 方略獨行也

大同者天也 各立者人也 博通者性也 獨行者命也

「성명론」 1-19, 21

頷有驕心 臆有矜心 臍有伐心 腹有夸心

頭有擅心 肩有侈心 腰有懶心 臀有欲心

「성명론」 1-30, 31, 32, 33

天生萬民 性以慧覺 萬民之生也 有慧覺則生 無慧覺則死 慧覺
者德之所由生也

天生萬民 命以資業 萬民之生也 有資業則生 無資業則死 資業
者道之所由生也

仁義禮智 忠孝友悌 諸般百善 皆出於慧覺 士農工商 田宅邦國
諸般百用 皆出於資業

慧覺欲其兼人而有教也 資業欲其廉己而有功也

지(知)는 함억제복(頷臆臍腹)에 있는 주책.경륜.행검.도량(籌策 經綸 行檢 度量)으로, 이것은 세상에 널리 통하는(博通) 보편적인 깨달음(慧覺)으로 성(性)이다. 모든 선(百善)은 혜각으로부터 나오고, 다른 사람과 함께 나눌(兼人) 수 있으니 그것이 곧 가르침(敎)이다.

행(行)은 두견요둔(頭肩腰臀)에 있는 식견.위의.재간.방략(識見 威儀 材幹 方略)으로, 이것은 개별적이고 독자적인 경험으로 저마다의 위치에서 자신의 몸을 통해서 홀로 이룩하는(獨行) 것으로 명(命)이다. 모든 쓰임(百用)은 저마다의 자질에 따라 맡은 일(資業)에서 나오고, 자신을 늘 청렴하게 하고 겸손할 줄 알아야 하니(廉己) 그것이 비로소 공(功)이 된다.

지를 가로막는 요소는 사심(邪心)으로 교.긍.벌.과(驕矜伐夸)가 있고, 행을 방해하는 요소는 태심(怠心)으로 탈.치.나.절(奪侈懶竊)이 있다.

하늘이 사람을 낼 때 혜각으로 성(性)을 삼았고 자업으로 명(命)을 삼았다. 혜각은 또한 덕(德)이고 자업은 도(道)니, 지(知)는 성이며 덕이고, 행(行)은 명이며 도이다.

다름

「성명론」의 조문 1과 2인 천기와 인사를, 기존의 사상의학계에서는 '같음'에 중점을 두고 보는 것 같다. 인간의 기본적인 조건, 즉 인성(人性)의 동일성과 성선(性善)의 가능성에 초점을 맞추는 것이다. 하지만 나는 〈수세보원〉을 펴는 순간 당연히 '다름'이 먼저 보여야 한다고 생각한다. 그래야 〈수세보원〉의 끝까지 다름의 바탕 위에서 관계가 보인다.

천기(天機)는 사람의 밖에 펼쳐진 환경적인 조건이다. 그것이 넷(天時 世會 人倫 地方)으로 다르다. 그리고 그런 환경 속에서 살아가는 사람은 인사(人事)로 나뉜 네 가지의 다른 공능(事務 交遇 黨與 居處)을 가지고 있다는 것이다. 「성명론」에 태소음양인(太少陰陽人)이 등장하지 않는다고 해도 그렇다.

내 도(道)는 쉽다

「성명론」1-1

天機有四 一曰地方 二曰人倫 三曰世會 四曰天時

「성명론」1-2

人事有四 一曰居處 二曰黨與 三曰交遇 四曰事務

「성명론」의 맨 첫 두 문장이다. 태양인의 서술방식은 이렇게 함축적이고 직관적이면서도 또 구체적인데 후인들은 괜히 복잡하게 접근을 한다.

애플사가 개발한 앱(application)이나 애플컴퓨터를 운용하는 프로그램은 직관적인 인터페이스(interface)를 가지고 있다는 평가를 받는다. 직관적인 인터페이스란 판단이나 추리 등을 거치지 않고 직접적으로 대상을 파악할 수 있는 매개체를 뜻한다. 실례로, 디지털 기기에 익숙하지 않은 노인들도 아이패드(iPad)을 쉽게 조작하게 된다는 것이다. 아마도 아마존 밀림 속에 사는 원주민 아이에게 아이패드를 준다면 처음에는 몇 번 머뭇거리겠지만, 길지 않은 시간의 시도를 통해서 그것을 조작하게 될 것이라는 것이다.

땅 밑으로 송유관이 매설되어 있다고 하자. 그리고 매설지점을 표시한 지도가 있다. 그 송유관을 매설하는 공사에 참여했던 사람들은 구태여 지도나 표지를 참고하지 않아도 그것의 위치를 잘 알고 있고, 그 위치에 대한 설명도 간단하게 잘 할 수 있다. 하지만 지도나 곁에 남겨둔 표지에 대한 정보만 지니고 있는 사람에게 송유관이 매설된 정확한 위치를 설명하라고 하면, 매설공사에 참가한 당사자의 설명보다는 훨씬 애매하고 장황해질 것이다.

모르는 사람의 설명은 길고 애매하다. 텍스트를 해설한 책이 두껍기만 한 것은 꼭 칭찬받을 일은 아닌 것이다. 「성명론」의 첫 두 문장이 이제껏 모호한 채로 남아 있었던 것은, 동무 공이 전하고자 하는 바를 정확하게 알았던 사람이 없었기 때문이다. 그건 태양인이 구사하는 방식에 대한 전제를 미리 설정하지 않았기 때문이라고 생각한다. 그러니 천기유사(天機有四)를 '우주가 창조되는 거대한 시간의 순환단계'라고 거창하게 주장하는 경우까지 생기게 된 것이다.

동학(東學)을 시작한 수운(水雲) 최제우(崔濟愚)의 첫 선포는 "내 도(道)는 쉽다."였다고 한다. 이미 그것을 알고 있는 사람, 깨우친 사람에게 그것은 어렵지 않고 쉬울 뿐이다. 그리고 장황하고 복잡할 이유가 전혀 없다.

동무 공은 〈수세보원〉을 시작하는 첫 머리에 함축적으로 자신의 사상을 집약해서 표현한 것이다. 권도원은 체질이란 다름이라고 말했다. 체질이 다름임을 이해한 사람에게는 얼마나 쉬운 말인가. 하지만 체질이 다름임을 이해하지 못한 사람에게는 영 엉뚱한 말일 것이다.

물론 동무 공도 「성명론」의 서두에서 다름에 대해서 말했다. 넷이란 다름 말이다.

「성명론」의 구조

「성명론」 1-11

耳目鼻口 觀於天也 肺脾肝腎 立於人也 頷臆臍腹 行其知也 頭
肩腰臀 行其行也

「성명론」 1-23

人之耳目鼻口 好善無雙也 人之肺脾肝腎 惡惡無雙也 人之頷
臆臍腹 邪心無雙也 人之頭肩腰臀 怠心無雙也

「성명론」 1-25

耳目鼻口 人皆可以爲堯舜 頷臆臍腹 人皆自不爲堯舜 肺脾肝
腎 人皆可以爲堯舜 頭肩腰臀 人皆自不爲堯舜

「성명론」 1-29

人之耳目鼻口 天也 天知也 人之肺脾肝腎 人也 人賢也
我之頷臆臍腹 我自爲心而未免愚也 我之免愚在我也
我之頭肩腰臀 我自爲身而未免不肖也 我之免不肖在我也

「성명론」의 조문 1에서 조문 22까지 천.인.지.행(天人知行)관 관련한 내용이 차례로 서술된다. 이때 천(天)과 지(知)를 짝으로 인(人)과 행(行)을 짝으로 보는 방식이 지금까지 학계의 일반적인 관점이었다. 조문 29에서, 천은 지(知)이고 인은 현(賢)이며 함억제복은 우(愚)를 두견요둔은 불초(不肖)를 면치 못한다고 하여, 마치 천인지행이 지.현.우.불초(知賢愚不肖)로 구분되어 있는 것 같기도 하니 일견이런 관점이 자연스럽기는 하다.

그런데 나는 좀 다르게 본다. 단서는 바로 조문 29이다. 「성명론」의 구조는 크게, 인지(人之)와 아지(我之)로 나누어서 인식해야 한다는 것이 나의 의견이다. 인지의 천과 인은 이목비구가 있는 머리(天)과 폐비간신이 있는 몸통(人)의 상하(上下) 구조로 보아야 한다. 그리고 아지의 우(愚)와 불초(不肖)는 함억제복의 앞과 두견요둔의 뒤로 전후(前後) 구조로 보아야 한다. 이렇게 되면 천인지행은 각각 상하와 전후 구조가 된다. 중요한 점은 이때 천(天)은 함억제복의 행기지(行其知)와 짝이 되지는 않는다.

이와 같은 나의 주장을 아래에 표로 표시하였다. 도표를 보면 나의 주장이 무엇을 의미하는지 금방 알게 될 것이라고 믿는다.

「성명론」의 구조

上

極	好善之心	天機/大同	觀於天	天
蕩	善聲	天時	聽	耳
大	善色	世會	視	目
廣	善臭	人倫	嗅	鼻
邈	善味	地方	味	口

下

人	立於人	人事/各立	惡惡之心	克
肺	達	事務	惡聲	修
脾	合	交遇	惡色	成
肝	立	黨與	惡臭	整
腎	定	居處	惡味	治

誣世之心	有	邪心	有(性)	行其知
驕意	驕心	驕	籌策	頷
矜慮	矜心	矜	經綸	臆
伐操	伐心	伐	行檢	臍
夸志	夸心	夸	度量	腹

行其行	有(命)	怠行	有	罔民之心
頭	識見	奪	擅心	奪利
肩	威儀	侈	侈心	自尊
腰	材幹	懶	懶心	自卑
臀	方略	竊	欲心	竊物

前　　　後

「성명론」과 「장부론」

『동의수세보원』 권지일은, 「성명론」에서 '천기유사(天機有四)'로 시작해서 「장부론」에서 '심위일신지주재(心爲一身之主宰)'로 끝난다. 「성명론」의 결론은 책심(責心)으로 유학적인 측면에서 심(心)의 중요성을 말했고, 「장부론」의 결론 또한 심으로 의학적인 구조에서 심의 중요성을 말했다. 「장부론」은 「성명론」의 의학적 변신이라고 할 수 있다. 또한 「성명론」과 「장부론」에는 태소음양인(太少陰陽人)의 명칭이 등장하지 않는다.

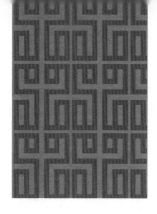

「性命論」の概要

「性命論」は人間論であり、「四端論」は四象人論である。

「性命論」は、人間の本性と生の目標(知/行)に関した論編だ。したがって、知行論ともいえる。37個の条文で構造されている。

「性命論」には、天、人、知、行の4つの要素を提示しながら、人間の本質(天/人)と生の目標(知/行)に関って論じた。

条文1と条文2で「天機有四」と「人事有四」というのは世間(周辺環境)と人体を四つに分けて見るべきという宣言である。そんな後に本性(好善/悪悪)と欲心(邪心/怠心)を対比しながら論議を進行する。好善と悪悪という人性の基本をまず提示した後に、邪心と怠心に対して言った。そして、慧覚(兼人)と資業(廉己)を通して、社会的価値に寄与するべきだと述べた。

最後の条文である37において、「性命論」の結論として、「責其心」を話しながら、「四端論」につながる。「四端論」から本格的に心(心欲)の問題に移る。

この「性命論」は、『中庸』の第1章に登場する「天命之謂性、率性之謂道、修道之謂教」に対する東武李済馬式の解釈だと考える。

「性命論」の全体的な構造は下表の通りである。

「性命論」의 構成

条文	主題	内容
1~6	天機と人事	人間に最も重要な機能の單位 / 善惡の基準
7~10	知と行	知行を通して性命に到達する人間の可能態を提示する。 あわせて心慾の問題を提示する。
11~14	天、人、 性、命	天、人、知、行は人間を理解する核心的構造 天、人、知、行は天、人、性、命だ。
15~18	好善と惡惡	耳目鼻口と肺脾肝腎は善惡の準據だ。
19~22	邪心と怠心	邪心と怠心の意味
23~27	好善、惡惡 邪心、怠心	人には好善, 惡惡, 邪心, 怠心が全部持っている。 それで「可以爲堯舜」と「自不爲堯舜」の區別が生まれる。 存心養性し、修身立命すれば堯舜に成り得る。
28~29	知、愚、 賢、不肖	人之と我之を対比し, 愚と不肖を免れる方法
30~34	慧覚と資業	慧覚と資業が性と命だ。そこから德と道が生まれる。 慧覚は兼人すれば敎がある。資業は廉己すれば功がある。 道德を成せば仁聖だ。 道德は知行であり、性命は知行である。
35	擧行論命	命は命數だ。
36	鼻嗅人倫、口 味地方	嗅は黙探であり、味は均嘗である。
37	責其心	存其心は責其心である。「性命論」の結論

「性命論」の進行

　「性命論」の主人公は天、人、知、行である。その中でも知と行である。しかし、知と行を通して到達しようとする目標が、まさに性と命である。だから「性命論」だ。

　「性命論」は37個の条文に分ける。条文1から条文6までは天機と人事を耳目鼻口と肺脾肝腎に配当し、条文7から条文10までは知と行が頷臆臍腹と頭肩腰臀にあるとした。条文11から条文14までは天、人、知、行が大同と各立、そして博通と独行すると話した。条文15から条文18までは好善と悪惡で、耳目鼻口と肺脾肝腎が善悪の準拠であることを話した。条文19から条文22までは人が生きながら克復すべき課題にとって邪心と怠心を話した。以下の条文に、その実践方法にとって「存心養性」と「修身立命」を言及し、それを通じて堯舜のレベルに達することができるといった。

　条文37では「存其心者、責其心也」といった。心をいつも叱って、脇道にそれないようにしなければならないということだ。これが「性命論」の結論であり、『寿世保元』を通じた東武李済馬の志向点でもある。「責心」は続く論編である「四端論」の哀怒喜楽と連結される。

天機と人事

「性命論」1-1

天機有四 一曰地方 二曰人倫 三曰世会 四曰天時

「性命論」1-2

人事有四 一曰居処 二曰党与 三曰交遇 四曰事務

東武公が天機と人事を提示したのは『寿世保元』の最初の編である「性命論」の最初の二つの文章である。私はこれが『寿世保元』の全体を規定する言明と思う。当然の話だが、天機を先に規正し、人事を述べた。順番を変えて、人事が天機より前に出てはならないのである。「天機が四つがあるので、人事も四つがある」という意味である。

東洋では天地自然と人間を共に見つめる三才思想があった。三才は、すなわち天、人、地である。東武公は三才を四つに変えた。三才から人に該当する区域を二つに分けたものである。それが「天機有四」である。天機は「人の生きる外部の環境」であるが、これが天と地だけあるのではない。個人や個人が寄り合う社会がある。そこで天時と地方の間に人の領域を世会と人倫にさらに分けた。徹底的に人間中心的な思考である。すなわち、天機は東武公の宇宙論ではないのである。

『東武遺稿』という書名を冠した原稿のまきが二種類である。北には「保健省本」があり、南には「蔵書閣本」がある。この二つにい

ずれも天機に対する説明が入っている。後人たちはこの部分を「東武自註」と呼ぶ。下に核心的な内容だけを簡単に引用した。

「東武自註」
地方卽少陰 兌上絶西方也 人倫卽太陰 坎中連北方也
世会卽少陽 巽下絶東方也 天時卽太陽 离虚中南方也

東武自註を要約すれば、天機を四つに分けた基準は方位であり、太少陰陽の四象がそれぞれ四位に配属されている。天機は地球で人が生きる環境的な条件を言ったのだ。それを四つに分け、その環境条件の差異を四象に配属した。天機がそのように四つに分かれるので、その環境で太少陰陽人が誕生し、人の行動様式も四つに分かれると見たのである。

天機は人の生きる周辺環境であり、人事は人が行う仕事（功能）である。それがそれぞれ四つに異なるということである。したがって『寿世保元』では最初から最後まで常に人、つまり四象人を思い浮かべなければならない。「性命論」や「臓腑論」のように四象人が登場しない論編でもそうである。

天人知行、天人性命

人は誰でも堯舜になれる可能性を身につけて生まれる。そのような可能性が耳目鼻口と肺脾肝腎である。その本性が好善と悪悪であ

り、善悪の準拠である。これは人間の普遍論である。ところで自ら堯舜ができない制限がある。それが自分の中にある邪心と怠心である。これを克復し、「存心養性、修身立命」すれば堯舜のようになれる。この部分は実践論であり、各論といえる。

「性命論」の条文1から条文10まで天、人、知、行が叙述されており、条文11からはこれが組み合わせて叙述された。知と行とは人にある可能態（デュナミス）をいう。天の知と人の行ではなく、人の知と人の行である。

本当の私が別にあるわけではなく、錯覚する私が別にあるわけではない。堯舜になれる可能性を妨げる因子があるということである。それが自分の心と身である頷臆臍腹と頭肩腰臀である。そこには理想的に知(性)と行(命)がありければならないが、人なら誰にでも起きる邪心と怠心がいつでも妨げる。そのため、愚劣な立場に陥り易い。これを克復する方法は「存心」と「修身」である。然うして知行、性命、道徳に達すると堯舜ができる。

堯舜ができる方法と、自ら堯舜ができない因子を「人之」と「我之」で対比して、愚劣を免ずる方法を提示したのである。慧覚と資業が性と命である。そこから徳と道が生まれる。慧覚は兼人すれば教がある。資業は廉己すれば功がある。道徳を得れば仁聖である。道徳は知行であり、性命は知行である。命は命数である。

人之と我之

「性命論」1−28

耳目鼻口 人皆知也 頷臆臍腹 人皆愚也 肺脾肝腎 人皆賢也 頭
肩腰臀 人皆不肖也

「性命論」1−29

人之耳目鼻口 天也 天知也 人之肺脾肝腎 人也 人賢也

我之頷臆臍腹 我自為心而未免愚也 我之免愚在我也

我之頭肩腰臀 我自為身而未免不肖也 我之免不肖在我也

「性命論」の条文28は耳目鼻口と頷臆臍腹、そして肺脾肝腎と頭肩
腰臀を知と愚、そして賢と不肖に規定した。すなわち、条文28と29は
知と愚、賢と不肖に関する内容である。条文29は条文28に対する説明
である。ここで重要な区分が出る。「人之」と「我之」である。

耳目鼻口と肺脾肝腎は「人之」であり、頷臆臍腹と頭肩腰臀は
「我之」である。漢文から「人」が出るときには普遍的な常人や大
衆、あるいは私以外の他の人を意味する。個人としての自分自身
を指称する時は「我」と「吾」、または「己」を使う。ここで「人
之」以下は、いわば普遍論であり、原論である。「我之」以下は実践
論であり、各論である。以後の条文34にも「人」と「我」が対照的
に登場する。

条文29で耳目鼻口は「天」であり、肺脾肝腎は「人」といっていた
が、この時の「天」と「人」は上下の意味としての「天」と「人」で

ある。人の耳目鼻口は天であり、上である。人の肺脾肝腎は人であり、下である。次に「我之」が出る。

　人は誰でも堯舜になれる可能性を身につけて生まれる。そのような可能性が耳目鼻口と肺脾肝腎である。本当の私が別にあるわけではなく、錯覚する私が別にあるわけではない。堯舜になれる可能性を妨げる因子があるということである。それが自分の心と身である頷臆臍腹と頭肩腰臀である。そこには理想的に知(性)と行(命)がなければならないが、人なら誰にでも起きる邪心と怠心がいつでも妨げる。そのため、愚劣な立場に陥り易い。

耳目鼻口

「性命論」1-3
耳聴天時 目視世会 鼻嗅人倫 口味地方

耳目鼻口

前				後/上
			耳(金)	
		目(土)		
	鼻(木)			
口(水)				下

　人の顔に耳目鼻口は上から下に下りながら、また後ろから前に出

てきて配置されている。これは感覚の領域を区分するものと思う。耳は声を判別して、目は色を区別して、鼻はにおいを選り分けて、口は味を選ぶ。味を感じるためには直接接触しなければならない。においはその次である。視覚(光)は障害物に遮られると見られないが、声は塀を乗り越えて聞こえてくることができる。耳目鼻口はそれぞれの器官が担当している感覚機能と連結したものである。鼻を呼吸と、口を飲食の摂取と結びつけたのではないということだ。

音は金の領域であり、光は土の領域であり、においは木の領域であり、味は水の領域である。それで金が発達すると音に敏感して音感が優れて、土が発達すると光を通した色彩感覚が優れて、木が発達するとにおいがよく区別できるし、水が発達すると味に非常に敏感になる。

それで金体質(太陽人)から優れた音楽家が輩出して、土体質(少陽人)は色をよく使う画家が輩出して、木体質(太陰人)からは素晴らしい風味がある飲食を作るシェフ(chef)や香水を作る調香師が輩出して、水体質(少陰人)の中ではぶどう酒の味を鑑別するソムリエ(sommelier)が成り得る。

チェリストとしてデビューして、現在はオーケストラの指揮者として活動しているチャン・ハンナさんはインタビューで、「ニューヨークの自宅で、夜に寝ようと横になると、遠くから聞こえてくる生活騒音のため、寝苦しいことが多い。」といいながら、音に敏感すぎて音楽活動には役立つが、こんな苦衷もあるといった。

1860年代、パリで活躍した印象派は伝通的な絵画技法を拒否し

て、色彩、色調、質感等の目にそのまま見える世界を正確に眺めて、客観的に描こうとした。光の変化によって、多様に違って見える自然を瞬間的場面そのまま描こうと労力したのである。印象派は光を表現しようとした。同じ風景でも、時間の変化、環境の変化によって、他の色相、他の世界、他の感じ、別の絵になった。

KBS2TVで放送された「製パン王キム・タック」で俳優ユン・シユンが演じたキム・タックは、パンきじが醗酵過程を経る中で熟成されるその絶妙な瞬間の匂いをかぎ分ける能力があった。

ホテルや高級レストランでワインを推薦して、注文を受けてサービスをして、品目の選択、購買、管理、溜蔵等のワインと関連した仕事を担当する者をソムリエという。ソムリエが味に敏感でなければ、原産地と品種が区区葡萄、葡萄が育った環境、ワイナリーの生産方式の差異等で個別的に現れる葡萄酒の固有な特性を専ら味を通して鑑別することができないだろう。

体質を区分する時には「才能の区別」という意味も包含されている。才能は自分自身が抑制するとしてもなくなるものではない。独りでに現れる。だから、体質をまず知れば、彼にどんな才能が隠れているのかをくみ取ることができる。だって、才能は才能に過ぎない。別の努力をしなくても、趣味ほど楽しむことができる。しかし専門家になろうとすると状況が違う。

天賦的な才能だけでは絶対に大家にならない。才能というのは好奇心と興味と面白みを抱かせる火打石のようだ。そのような触発を通じて、いつも労力と練習をしなければ自身の生得の才を発揮する

ことができない。人々は結果だけを見て、「それは彼の才能だろう」
と単純に判断しようとする傾向がある。隠れている不断な労力と練
習の痕跡はよく表れないからだ。

知行、性命、徳道

「性命論」1-7, 8, 9, 10

頷有籌策 臆有経綸 臍有行検 腹有度量

籌策不可驕也 経綸不可矜也 行検不可伐也 度量不可夸也

頭有識見 肩有威儀 腰有材幹 臀有方畧

識見必無奪也 威儀必無侈也 材幹必無懶也 方畧必無竊也

「性命論」1-13, 14

籌策博通也 識見独行也 経綸博通也 威儀独行也 行検博通也

材幹独行也 度量博通也 方畧独行也

大同者天也 各立者人也 博通者性也 独行者命也

「性命論」1-19, 21

頷有驕心 臆有矜心 臍有伐心 腹有夸心

頭有擅心 肩有侈心 腰有懶心 臀有欲心

「性命論」1-30, 31, 32, 33

天生万民 性以慧覚 万民之生也 有慧覚則生 無慧覚則死 慧覚
者徳之所由生也

天生万民 命以資業 万民之生也 有資業則生 無資業則死 資業
者道之所由生也

仁義礼智 忠孝友悌 諸般百善 皆出於慧覚 士農工商 田宅邦国
諸般百用 皆出於資業
慧覚欲其兼人而有教也 資業欲其廉己而有功也

　知は頷臆臍腹にある籌策、経綸、行検、度量であり、これは世
上に広く通ずる普遍的な悟りで、性である。すべての善は慧覚か
ら発し、他人とともに分かち合うことができ、それがちょうど教
えである。

　行は頭肩腰臀にある識見、威儀、材幹、方略であり、これは個
別的かつ独自的な経験で、それぞれの位置において自分の体を通じ
て、一人で成し遂げることで、命である。すべての使いではそれぞ
れの資質に従い、担当する仕事から出て、自分を常に清廉にし、謙
遜を知る必要があるが、それが初めて功となる。

　知を妨げる要素は邪心で驕矜伐夸があり、行を妨げる要素は怠
心で奪侈懶竊がある。

　天が人を生ませるとき、慧覚を性にし、資業を命をした。慧覚は
また徳であり、資料は道であるが、知は性かつ徳であり、行は命か
つ道である。

相違

　「性命論」の条文1と2の「天機」と「人事」を、既存の四象医
学界では「同じ」に重点を置いているようだ。人間の基本的な条

件、すなわち人性の同一性と性善の可能性に焦点をあてるのである。しかし私は『寿世保元』を広げる瞬間、まさに「相違」が先に見えるべきだと考える。それでこそ、『寿世保元』の最後まで「相違」をもとにした関係が見える。

天機は人間の外部に広げられる環境的な条件である。それは四つ（天時、世会、人倫、地方）で異なる。そしてその環境の中で暮らす人間は、人事に分かれた4つの他の機能（事務、交遇、党与、居処）を持っているというのである。「性命論」に太少陰陽人が登場しないとしてもそうである。

私の道理は易しい

「性命論」1-1
天機有四 一曰地方 二曰人倫 三曰世会 四曰天時
「性命論」1-2
人事有四 一曰居処 二曰党与 三曰交遇 四曰事務

「性命論」の最初の二つの文章だ。太陽人の叙述方法はこのように含蓄的で、直観的でありながら、また具体的であるが、後人たちはやたらに複雑に接近する。

アップル社が開発したアプリ（application）やアップルコンピュータを運用するプログラムは直観的なインターフェース（interface）を持っているという評価を受ける。直観的なインターフェースとは、判断

や推理などを経ずに直接的に対象を把持できる媒体を指す。実例に、デジタル機器に慣れていない老人もiPadを簡単に操作するようになるというのだ。おそらく、アマゾンの密林中に住む原住民の子どもにアイパッド(iPad)をあげたら、最初は何度か躊躇するだろうが、長くない時間の試図を通して、それを操作することになるだろうというのである。

　地下に送油管が埋設されているとしよう。そして埋設されている地点を標示した地図がある。その送油管を埋設する工事に参与した人々は敢えて地図や標識を参考しなくてもその位置についてよく知っており、その位置に対する説明も簡単に上手くできる。しかし、地図や示された標識に関する情報だけを持っている人に、送油管が埋設された正確な位置を説明しろとすれば、埋設工事に参加した当事者の説明よりはずっとあいまいであり、冗長になる。

　知らぬ人の説明は冗長であり、あいまいである。テキストを解説した本が厚いだけでは必ずしも褒められることではない。「性命論」の最初の二つの文章が、今まで分明でないままで残っていたのは、東武公が伝えようとしていることを正確に知れ切った人がいなかったからだ。それは太陽人が駆使する方式に対する前提を予め設定しなかったためと考える。だから「天機有四」を「宇宙が創造される巨大な時間の循環段階」と大層に主張する境遇まで生じたのである。

　東学を始作した水雲崔済愚の最初の宣布は「私の道理は易しい。」だったという。すでにそれを知っている人、悟った人にとっ

て、それは難しくないし易しいだけだ。そして冗長で、複雑である理由がまったくない。

　東武公は『寿世保元』を始作する最初の部分に含蓄的に自分の思想を集約して表現したものである。権度杬は体質とは相違と話した。体質は相違することだと理解した人にはいかに易しい話か。しかし、体質は相違することだと理解できなかった人には非常に突拍子もない話だろう。

　もちろん東武公も「性命論」の序頭で相違に対して述べた。四つの相違である。

「性命論」の構造

「性命論」1-11

　耳目鼻口 観於天也 肺脾肝腎 立於人也 頷臆臍腹 行其知也 頭肩腰臀 行其行也

「性命論」1-23

　人之耳目鼻口 好善無双也 人之肺脾肝腎 悪悪無双也 人之頷臆臍腹 邪心無双也 人之頭肩腰臀 怠心無双也

「性命論」1-25

　耳目鼻口 人皆可以為堯舜 頷臆臍腹 人皆自不為堯舜 肺脾肝腎 人皆可以為堯舜 頭肩腰臀 人皆自不為堯舜

「性命論」1-29

　人之耳目鼻口 天也 天知也 人之肺脾肝腎 人也 人賢也

我之頷臆臍腹 我自為心而未免愚也 我之免愚在我也

我之頭肩腰臀 我自為身而未免不肖也 我之免不肖在我也

「性命論」の条文1から条文22まで、天、人、知、行と関連する
内容が順に叙述される。この時、天と知をペアとして、人と行を
ペアとする方式が、これまで学界の一般的な観点だった。条文29
において、天は知であり、人は賢であり、頷臆臍腹は愚を、頭肩
腰臀は不肖を免れないとし、ちょうど天、人、知、行が知、賢、
愚、不肖に区分されているようでもあるので、一見このような観
点が当たり前のようである。

　しかし、私はちょっと考え方を異にする。端緒は即ち条文29であ
る。「性命論」の構造は大きく、「人之」と「我之」に分けて認識す
べきだというのが私の考えである。「人之」の「天」と「人」は耳目
鼻口がある頭と肺脾肝腎がある胴体の上下の構造と見なせばならな
い。そして「我之」の「愚」と「不肖」は、「頷臆臍腹の前」と「頭
肩腰臀の後ろ」という前後の構造と見るべきである。このようにな
ると、天、人、知、行はそれぞれ上下と前後の構造となる。重要な
点は、この時の天は「頷臆臍腹の行其知」とペアにならない。

　このような私の主張を下に表でしるしておいた。図表を見れば私
の主張が何を意味するのかすぐ分かると信じる。

「性命論」の構造

上

極	好善之心	天機/大同	観於天	天
蕩	善声	天時	聴	耳
大	善色	世会	視	目
広	善臭	人倫	嗅	鼻
邈	善味	地方	味	口

下

人	立於人	人事/各立	悪悪之心	克
肺	達	事務	惡声	修
脾	合	交遇	惡色	成
肝	立	党与	惡臭	整
腎	定	居処	惡味	治

誕世之心	有	邪心	有(性)	行其知
驕意	驕心	驕	籌策	頷
矜慮	矜心	矜	経綸	臆
伐操	伐心	伐	行検	臍
夸志	夸心	夸	度量	腹

行其行	有(命)	怠行	有	罔民之心
頭	識見	奪	擅心	奪利
肩	威儀	侈	侈心	自尊
腰	材幹	懶	懶心	自卑
臀	方略	窃	欲心	窃物

前　　　　　後

「性命論」と「臓腑論」

　『東医寿世保元』の卷之一は、「性命論」の「天機有四」に始まって、「臓腑論」の「心為一身之主宰」で終わる。「性命論」の結論は「責心」であり、儒学的な側面から心の重要性を話した。「臓腑論」の結論もまた心であり、医学的構造で心の重要性を述べた。「臓腑論」は「性命論」の医学的変身だと言える。また、「性命論」と「臓臓論」には太少陰陽人の名称が登場しない。

113

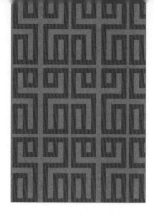

「性命论」的概要

"性命论"是人间论,"四端论"是四象人论。

"性命论"是关于人的本性和生活的目标(知行)的论篇。因此也可称为知行论,由37个条文构成。

在"性命论"中,阐明了"天,人,知,行"四个要素,对于人的本性(天/人)和生活的目标(知/行)作了论述。

在条文1和条文2中,被称作"天机有四"和"人事有四"的,是把世上(周围环境)和人体区分为四类来观察的宣言。之后,把本性(好善/恶恶)和欲心(邪心/怠心)进行对比来论述。先提示了好善和恶恶是人性的基准,然后说明了邪心和怠心。同时,说明了必须通过"慧觉/兼人"和"资业/廉己"来实现社会价值。

在最后的第37条中,"性命论"对作为结论的"责其心"进行了说明,并且连接了"四端论"。"四端论"中正式进入了对"心/心欲"问题的探讨。

这里的"性命论"可以认为是对《中庸》第一章中出现的"天命之谓性 率性之谓道 修道之谓教"的东武李济马方式的解释。

"性命论"的整体构成如下表。

"性命论"的构成

条文	主题	内容
1~6	天机与人事	人的最重要的机能单位/善恶的基准
7~10	知和行	通过知行提示了人到达"性命"的可能状态，同时提示了心欲的问题
11~14	天人性命	天人知行是理解人的核心构造 天人知行是天人性命。
15~18	好善和恶恶	耳目鼻口和肺脾肝肾是善恶的依据
19~22	邪心和怠心	邪心和怠心的意义
23~27	好善 恶恶 邪心 怠心	人们都有好善，恶恶，邪心，怠心。所以产生了"可以为尧舜"和"自为不为尧舜"的区别。如果能"存心养性，修身立命"就可以成为尧舜。
28~29	知愚贤不肖	把"人之"和"我之"对比的话，就是避免"愚"和"不肖"的捷径。
30~34	慧觉和资业	慧觉和资业是性和命。在这里产生了德和道。如果"慧觉"能做到"兼人"的话就是"教"。如果"资业"能做到"廉己"的话就是"功"。 实现道德的话就是仁圣。 道德是知行，性命是知行。
35	举行论命	命是命数。
36	鼻嗅人伦 口味地方	嗅是"默探"，味是"均尝"。
37	责其心	存其心是责其心。「性命论」的结论

"性命论"的进行

"性命论"的主人公是天，人，知，行。其中，尤其是知和行。但通过"知和行"要到达的目标正是性和命。所以称作"性命论"。

"性命论"分为37个条文。从条文1到条文6中，说明了"天气"和"人事"分别对应"耳目鼻口"和"肺脾肝肾"。从条文7到条文10

中，说明了"知"和"行"分别对应"颔臆脐腹"和"头肩腰臀"。从条文11到条文14中，说明了"天，人，知，行"是"大同"和"各立"，以及"博通"和"独行"。从条文15到条文18中，说明了"好善"和"恶恶"是"耳目鼻口"和"肺脾肝肾"的善恶判断准则。从条文19到条文22中，说明了"邪心"和"怠心"是人们活着时必须克服的课题。以下的条文中，说明了作为实践方法的"存心养性"和"修身立命"，由此可以成为"尧舜"。

在条文37中，有"存其心者，责其心也"的句子。总是斥责自己的心，以使自己不要走错了路。这就是"性命论"的结论，也是东武李济马通过《寿世保元》所指向的。"责心"是与后续的论篇之"四端论"的"哀怒喜乐"相连接。

天机与人事

「性命论」1-1

　天机有四 一曰地方 二曰人伦 三曰世会 四曰天时

「性命论」1-2

　人事有四 一曰居处 二曰党与 三曰交遇 四曰事务

东武公在《寿世保元》的第一篇"性命论"中最前面的两句里揭示了"天机"和"人事"。我认为这是对《寿世保元》整体内容的明确言论。非常当然的是先规定了"天机"然后阐明了"人事"。不能改变顺序，把"人事"放在"天机"前面。因为"天机有四所以人事有

四"的意义就在于此。

在东洋，有把天地自然和人间一起观察的三才思想。三才即天，人，地。东武公把三才改变为四类。在三才中，把人对应的区域分为两个部分。这就是"天机有四"。天机是"人们生活的外部环境"，其中不仅只有天和地，还有个人和个人相遇而聚集的社会。所以在"天时"和"地方"的中间，人的领域中又分为"世会"和"人伦"。这是完全的以人为本的思考方式。即"天机"不是东武公的宇宙论。

以《东武遗稿》为名的原稿有两种。在北方有《保健省本》而在南方有《藏书阁本》。这两种原稿中都有对"天机"的说明。后人把它们称作东武自注。在下面，仅简单地引用了核心内容。

「东武自注」

地方即少阴 兑上绝西方也 人伦即太阴 坎中连北方也

世会即少阳 巽下绝东方也 天时即太阳 离虚中南方也

对东武自注作概括的话，就是把"天机"分为四类的基准是方位，太少阴阳的四象分别与各自的四个方位配属。天机是对地球上，人们生活的环境条件而言。把这种环境条件分为四类，按条件的差异分别与四象配属。天机由此分为四类 在这种环境中，产生了太少阴阳人，并把人们的行动样式也看作为四类。

天机是人们生活的周边环境，人事是人们施行的事务（功能）。这些是各自不同的四类。所以在《寿世保元》中，从开篇到最后总要也必须想到人即四象人。对于象"性命论"和"脏腑论"一样，即使在四

象人没有登场的论篇中，也须如此。

天人知行 天人性命

任何人在出生的时候，有着成为尧舜的可能性。这种可能性在于"耳目鼻口"和"肺脾肝肾"。这种本性由"好善"和"恶恶"作为善恶的准则。这是人的普遍论。但是"我"具有不能自发得成为尧舜的局限性。这是因为我内面有着"邪心"和"怠心"。克服这些，并且必须"存心养性，修身立命"，然后才可以成为尧舜。这部分是实践论，也可称作各论。

从"性命论"条文1开始到条文10为止，对"天人知行"进行了论述。从条文11开始，把它们混在一起了。"知"和"行"是对人们的可能态的说明。并不是天的"知"和人间(人)的"行"，而是人的知和行。

真我和假我并非各自存在。只是存在着成为尧舜的可能性的妨碍因素。这是作为我的心和身的"颔臆脐腹"和"头肩腰臀"。这里虽然应该是理想中的"知(性)"和"行(命)"的居所，但是作为人来说，任何人随时都会因为"私心"和"怠心"而产生妨害作用。所以很容易处于"愚"，"不肖"的境地。克服它的方法是"存心"和"修身"。因此遵行"知行"，"性命"，"道德"便可成为尧舜。

"可以成为尧舜"的道理和"自不为尧舜"的因素是用"人之"和"我之"来对比，提示了避免"愚"和"不肖"的方法。"慧觉"和"资业"是"性"和"命"。在这里产生了"德"和"道"。如果"慧

觉"可以"兼人"的话就是教，如果"资业"可以"廉己"的话就是
功。实现了道德就是仁圣。道德是"知行"，"性命"也是"知行"。
"命"是"命数"。

"人之"和"我之"

「性命论」1-28

耳目鼻口 人皆知也 颔臆脐腹 人皆愚也 肺脾肝肾 人皆贤也 头
肩腰臀 人皆不肖也

「性命论」1-29

人之耳目鼻口 天也 天知也 人之肺脾肝肾 人也 人贤也

我之颔臆脐腹 我自为心而未免愚也 我之免愚在我也

我之头肩腰臀 我自为身而未免不肖也 我之免不肖在我也

在"性命论"第28条中，把"耳目鼻口"和"颔臆脐腹"以及"肺
脾肝肾"和"头肩腰臀"定义为"知"和"愚"以及"贤"和"不
肖"。条文28和29是对于"知"和"愚"，"贤"和"不肖"的内容。
条文29是对于条文28的说明。在这里出现了重要区分，即"人之"和
"我之"。

"耳目鼻口"和"颔臆脐腹"是"人之"，"肺脾肝肾"和"头肩腰
臀"是"我之"。在汉文中，出现"人"的时候，普遍是一般人或者
大众，或者非我的其他人的意思。指称个人的我（自己）的时候，使用
"我"或者"吾"，或者"己"。例如说，在这里的"人之"以下是普

遍论,是原论,"我之"是实践论,是各论。以后的第34条中,"人"和"我"也对照着出现了。

在条文29中,"耳目鼻口"是天,"肺脾肝肾"是人,这时的天和人是上下意义上的天和人。人的"耳目鼻口"是天是上,人的"肺脾肝肾"是人是下。在这以后,出现了"我之"。

任何人在出生的时候,有着长大后成为尧舜的可能性。这种可能性在于"耳目鼻口"和"肺脾肝肾"。真我和假我并非是单独的存在。只是存在着成为尧舜的可能性的妨碍因素。这个在于我的心和身之"颔臆脐腹"和"头肩腰臀"。这里虽然应该是理想中的"性"和"命"的居所,但是作为人来说,任何人随时都会因为"私心"和"怠心"而产生妨害作用。所以很容易处于"愚","不肖"的境地。

耳目鼻口

「性命论」1-3
耳听天时 目视世会 鼻嗅人伦 口味地方

耳目鼻口

前				后/上
			耳(金)	
		目(土)		
	鼻(木)			
口(水)				下

在人的面部中，耳目鼻口是从上到下，又从后到前排列的。我认为这是为了区分感觉的领域。耳朵用来分辨声音，眼睛用来分别颜色，鼻子用来鉴别气味，嘴巴用来选别味道。为了感知食物的味道要直接与之接触。嗅觉的气味是其次。视觉（光）会因为障碍物的阻挡而看不见，声音因为能穿过墙壁而听得到。耳目鼻口是与各自器官所担当的感觉功能相连接的。鼻子与呼吸以及嘴巴和食物的摄取是不相对应的。

声音是"金"的领域，光是"土"的领域，气味是"木"的领域，味道是"水"的领域。所以如果"金"发达强盛的话会对声音敏感，音感会非常棒。如果"土"发达的话，通过光可使对于色泽的感觉异于常人。如果"木"发达的话，善于区别气味。如果"水"发达的话，对于味道会很挑剔。

所以金体质（太阳人）中，会有很突出的音乐家，土体质（少阳人）中，诞生了善于运用颜色的画家，木体质（太阴人）中，会出现食物风味非常棒的厨师和制作香水的调香师，水体质（少阴人）中，会有善于鉴别葡萄酒味道的侍酒师(sommelier)。

从大提琴手而出道，现在作为乐团指挥家活动中的HAN-NA CHANG在采访中说，"在纽约的家中，在晚上准备睡觉而躺着的时候，经常会因为从远处听到的生活噪音而影响睡眠的情况。"虽然因为对于声音非常敏感，而对音乐活动有帮助，但是也会有这样的苦衷。

1860年代，在巴黎活动的印象派排斥传统的绘画技法，要努力把色泽，色调，质感等，按照眼睛所看见的世界的原貌，准确的客观的描述出来。把根据光的变化，看起来多样不同的自然的瞬间场

面，努力照着原样画出来。印象派是要表现光线。就算是一样对待风景，随着时间的变化，环境的变化而可成为不同的色彩，不同的世界，不同的感受，不同的画面。

在KBS2电视台放映的"王牌面包师金卓求"中，演员尹施允饰演的金卓求，具有可以筛选面团经过发酵而变熟的绝妙瞬间而产生的气味的能力。

宾馆或者高级餐厅中，推荐葡萄酒，接受订单的服务，执掌葡萄酒品种的选别，购买，管理，储藏等有关事务的人被称为侍酒师。如果侍酒师的味觉不灵敏的话，从原产地以及品种不同的葡萄，葡萄生长的环境，酒厂生产方式的差异等体现出的葡萄酒的各自固有的特性，不能仅仅通过味道而鉴别出来。

区分体质的时候，也包含了"才能的区别"的意思。才能并不是我想要压住并制止就会消失的。是在我不自知的时候表现出来的。所以先知道体质的话，可以猜测出潜藏的才能。但是才能只是才能而已。虽然依据才能即使没有付出特定的努力也能在业余生活中获得满足，但是要想成为专家就是另一种情况了。

光有先天才能，绝对不可能成为集大成者。才能就象是包含着好奇心和兴趣的燧石。通过这种触发，必须配合不间断的努力和练习，才能使自身的才能得到恰当的发挥。人们只看结果，就会产生单纯的判断倾向，即认为"那是他的才能"。这是因为，在后面隐藏的不断的努力和练习的痕迹，不太容易被发现。

知行 性命 德道

「性命论」1–7, 8, 9, 10

颔有筹策 臆有经纶 脐有行检 腹有度量

筹策不可骄也 经纶不可矜也 行检不可伐也 度量不可夸也

头有识见 肩有威仪 腰有材干 臀有方略

识见必无夺也 威仪必无侈也 材干必无懒也 方略必无窃也

「性命论」1–13, 14

筹策博通也 识见独行也 经纶博通也 威仪独行也 行检博通也

材干独行也 度量博通也 方略独

行也

大同者天也 各立者人也 博通者性也 独行者命也

「性命论」1–19, 21

颔有骄心 臆有矜心 脐有伐心 腹有夸心

头有擅心 肩有侈心 腰有懒心 臀有欲心

「性命论」1–30, 31, 32, 33

天生万民 性以慧觉 万民之生也 有慧觉则生 无慧觉则死 慧觉
者德之所由生也

天生万民 命以资业 万民之生也 有资业则生 无资业则死 资业
者道之所由生也

仁义礼智 忠孝友悌 诸般百善 皆出于慧觉 士农工商 田宅邦国
诸般百用 皆出于资业

慧觉欲其兼人而有教也 资业欲其廉己而有功也

"知"作为在"颔臆脐腹"中的"筹策，经纶，行检，度量"，它是世界上广泛通用（博通），具有普遍的启示（慧觉）的"性"。所有的善（百善）都从"慧觉"中产生，可以和他人一起分享（兼人），这就是"教"。

"行"作为在"头肩腰臀"中的"识见，威仪，才干，方略"，它是个别的独立的经验，在各自的位置上，通过自身来独自进行（独行）的事是"命"。所有的用处（百用）是在按照每个禀赋担当的事务（资业）中产生，总是清廉自身，知道谦逊（廉己），那也就是"功"。

作为挡住"知"的要素，即"邪心"有"骄矜伐夸"，妨碍"行"的要素，即"怠心"是"夺侈懒窃"。

天孕育人们的时候，用"慧觉"当作"性"，用"资业"当作"命"。"慧觉"又是"德"，"资业"又是"道"。"知"是"性"是"德"，"行"是"命"是"道"。

不同

"性命论"的第1条和第2条，即"天机"和"人事"，在已有的四象医学界中，好像把重点放在了"相同"上。专注于人的基本条件，即人性的同一性和"性善"的可能性。但是我认为打开《寿世保元》的瞬间，理所当然的应该先看见"不同"。只有这样，直到《寿世保元》结尾都可在"不同"的基础上看见这种关系。

"天机"是人以外的环境条件。这是四类（天时，世会，人伦，地方）的不同。同时，在这种环境中生活的人们，其"人事"被分为不

同的功能（事务，交遇，党与，居处）的四类。"性命论"中，即使太少阴阳人没有登场也是如此。

我的"道"很简单

「性命论」1-1
　天机有四 一曰地方 二曰人伦 三曰世会 四曰天时
「性命论」1-2
　人事有四 一曰居处 二曰党与 三曰交遇 四曰事务

「性命论」中最前面的两句。太阳人的论述方式是如此得既含蓄而直观，又有具体性，但后人接近的时候徒然想得很复杂。

美国苹果公司开发的应用程序（application）或是在苹果机上使用的程序取得了直观性界面的评价。所谓直观性界面是指不经过判断或推理等而直接针对对象进行评判的媒体。例如，对于电子机器不熟悉的老年人也可以轻松得使用苹果平板。也许把苹果平板给亚马逊密林中生活的土著儿童使用，即使一开始会有几次堂皇，但是通过不长时间的尝试就可以操作了。

假设埋设了地下输油管。并且有标记了埋设点的地图。参与了埋设输油管工程的人即使不参照地图或者标记也很清楚它们的位置，并能对这些位置做简单明了地说明。但是对于只有地图或地表留下的标记信息的人们来说，要说明输油管埋设的准确位置，比参与埋设工程的当事人要模糊和冗长。

无知的人们的说明既长又模糊。说明文本的书只因为很厚并不是值得表扬的事。对"性命论"最开始的两个文章的解释一直很模糊，是因为对于东武公要传达的意思没有能正确理解的人。我认为这是因为没有先设定对于太阳人使用方式的这一前提。所以甚至发生了把"天机有四"隆重地主张为"创造宇宙的伟大的时间循环阶段"的情况。

开创了"东学"的崔济愚（号水云）第一个宣布了"我的道很简单"。对于已经知道这个意义的人们，觉醒者来说，这个"道"并不难而很容易。并且既不冗长也没有一点复杂的理由。

东武公在《寿世保元》的开头，含蓄地把自己思想理论集约地表现出来。权度杭认为体质是不同的。对于理解体质的不同的人来说，何其简单。但是对于不能理解体质的不同的人来说完全是废话。

当然东武公在"性命论"序文里，对于"不同"进行了说明。"四"即"不同"的意思。

「性命论」的构造

「性命论」1—11

耳目鼻口 观于天也 肺脾肝肾 立于人也 颔臆脐腹 行其知也 头肩腰臀 行其行也

「性命论」1—23

人之耳目鼻口 好善无双也 人之肺脾肝肾 恶恶无双也 人之颔臆脐腹 邪心无双也 人之头肩腰臀 怠心无双也

「性命论」1-25

耳目鼻口 人皆可以为尧舜 颔臆脐腹 人皆自不为尧舜 肺脾肝肾 人皆可以为尧舜 头肩腰臀 人皆自不为尧舜

「性命论」1-29

人之耳目鼻口 天也 天知也 人之肺脾肝肾 人也 人贤也

我之颔臆脐腹 我自为心而未免愚也 我之免愚在我也

我之头肩腰臀 我自为身而未免不肖也 我之免不肖在我也

"性命论"从条文1到条文22按照顺序叙述了和"天人知行"观有关的内容。到现在为止，在学术界中一般都认为这里的"天"和"知"，"人"和"行"被看作是以配对的方式出现的。在条文29中，"天"是"知"，"人"是"贤"，"颔臆脐腹"不能避免"愚"，"头肩腰臀"不能避免"不肖"，就好像"天人知行"是由"知，贤，愚，不肖"来划分的，而这种观点看起来是自然而然的。

但是我不这样认为。线索就在条文29中。我的意见是"性命论"的构造从大方面来讲，应分为"人知"和"我知"来理解。应该把"人知"的"天"和"人"看作是以包含"耳目鼻口"的头部(天)和包含"肺脾肝肾"的躯干(人)的上下结构。同时应该把"我知"的"愚"和"不肖"看作是包含"颔臆脐腹"的前面和包含"头肩腰腹"的后面的前后结构。这样一来，"天人知行"各自为上下和前后的构造。重要的是在这里，"天"与"颔臆脐腹"的"行其知"是不成配对的。

和我的主张相同的内容可见于下表。参照图表来看，很快就可以知道我的主张是什么意思了。

上

极	好善之心	天机/大同	观于天	天
荡	善声	天时	听	耳
大	善色	世会	视	目
广	善臭	人伦	嗅	鼻
邈	善味	地方	味	口

下

人	立于人	人事/各立	恶恶之心	克
肺	达	事务	恶声	修
脾	合	交遇	恶色	成
肝	立	党与	恶臭	整
肾	定	居处	恶味	治

诞世之心	有	邪心	有(性)	行其 知
骄意	骄心	骄	筹策	颔
矜虑	矜心	矜	经纶	臆
伐操	伐心	伐	行检	脐
夸志	夸心	夸	度量	腹

行其行	有(命)	怠行	有	罔民之心
头	识见	夺	擅心	夺利
肩	威仪	侈	侈心	自尊
腰	才干	懒	懒心	自卑
臀	方略	窃	欲心	窃物

前　　　　　　　　　　　　　　　後

「性命论」和「脏腑论」

《东医寿世保元》卷之一是从"性命论"中的"天机有四"开始，在"脏腑论"中的"心为一身之主宰"中结束。"性命论"的结论是"责心"，这从儒学的侧面来看，讲得是心的重要性。"脏腑论"的结论也是"心"，但是从医学的构造来说明了心的重要性。"脏腑论"可以说是"性命论"的医学变身。同时，在"性命论"和"脏腑论"中，"太少阴阳人"的名称并没有出现。

[5]

사단론

四端論

四端论

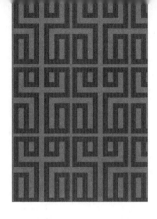

「사단론」의 개요

「사단론」은 폐비간신(肺脾肝腎)과 애노희락(哀怒喜樂)에 관한 논편이다. 애노희락에 영향을 받는 사상인론(四象人論)이다. 폐비간신으로 장리(臟理)를 설명하고, 애노희락으로 성정(性情)을 말했다. 「사단론」은 26 조문으로 구성되어 있다.

「성명론」에서는 조문 1과 조문 2에서 천기와 인사의 유사(有四)를 규정했다. 그리고 「사단론」에서는 조문 1과 조문 2에서 유사부동(有四不同)을 제시했다. 인간의 장리로서 태소음양인을 규정하고, 심욕(心慾)으로 비박탐나인(鄙薄貪懦人)을 정의했다. 넷으로 나눈 사상인은 장리가 네 가지로 다르다. 사상인의 장리를 먼저 제시한 후에 애노희락(性/情)을 통해 삶의 실제인 생리와 병리에 대해서 말하였다

태소음양인의 다른 이름인 비박탐나인은 심욕의 다름에 따라 나뉜 것이다. 사덕(四德)인 인의예지(仁義禮智)의 도덕적 원리(好善/惡惡)를 품고 있는 곳이 폐비간신이다. 폐비간신은 장(臟)의 사단(四端)이다. 도덕적 원리와 가치를 심욕에 따라 방기(放棄)하면 비박탐나인이 된다.

사상인의 장부대소(臟腑大小) 즉 장리는 천품(天稟)으로 자기 노력

밖의 일이다. 성인(聖人)이나 중인(衆人)이나 예외 없이 같은 조건을 가진다. 이 「사단론」은 『중용』 1장에 나오는 "喜怒哀樂之未發謂之中 發而皆中節謂之和"에 대한 동무 이제마식 해석이라고 할 수 있다. 애노희락의 순동(順動)은 생리이고, 역동(逆動/暴浪)은 병리이다. '애노희락의 중절'이 「사단론」의 결론이다.

「사단론」의 구성

조문	주제	내용
1, 2	장리와 심욕	태소음양인과 비박탐나인의 명명
3~7	심과 폐비간신	오장의 역할 / 天理와 人慾 / 장의 사단
8	浩然之氣 浩然之理	浩然之氣 出於肺脾肝腎 浩然之理 出於心
9	聖人之心 無慾	조문 6 해설
10	사상인의 장국	臟理와 性情
11, 12	폐비간신의 기와 기능	肺肝 呼吸 / 脾腎 納出
13, 14	애노희락 기의 성질	哀怒 上升 / 喜樂 下降
15, 16	애노희락의 순동과 역동	생리와 병리 / 부족한 부분에서 문제 발생
17	역동의 사례	怒傷肝 / 喜傷脾 / 哀傷腎 / 樂傷肺
18	사상인의 戒	반드시 삼가야 할 性/情의 원칙 / 性極動情
19	지인의 중요성	『서경』 인용문 / 知人誠僞
20	지인의 어려움	조문 19에 대한 주해 / 行身不誠 知人不明
21	호선과 오악의 편급	조문 20의 의미 확장
22	애노희락의 기제	哀怒相成 喜樂相資 / 性極動情
23	天稟已定之外 又有短長	人事之修不修 命之傾
24	애노희락의 역동	지도자의 사회적 영향력
25	사상인의 恒戒	「사단론」 전체 내용의 축약(정리)
26	희노애락의 中節	『중용』 1장에 대한 東武 公式 해석

「사단론」의 전체적인 구성은 앞에 제시한 표와 같다.

「사단론」의 진행

「사단론」은 26 조문으로 구성되어 있는데, 크게 네 부분으로 나눌 수 있다.

조문 1에서 9까지는 장리와 심욕을 말한다. 성인의 무욕(無慾)과 중인의 유욕(有慾)을 대비하면서 심욕(心慾)을 강조하였다. 조문 10에서 18까지는 사장(四臟)의 기능과 애노희락의 영향이다. 조문 19에서 21까지는 지인(知人)의 중요성을 강조했다. 지인을 제대로 못해서 관인(官人)이 적절하지 못하면 천하사(天下事)의 애노(哀怒)와 희락(喜樂)이 반드시 답답해진다. 조문 22에서 26까지는 보충과 강조이다. 그리고 결론으로 「사단론」 전체를 관통하는 주제인 희노애락의 중절을 말했다.

「사단론」에서 제일 중요한 이슈는 조문 10이다. 이 조문의 내용은 과연 생리인가 병리인가. 그리고 애노희락이 폐비간신에 앞서는가. 이것이다.

사단

유학(儒學)에서 사단(四端)은 측은지심(惻隱之心), 수오지심(羞惡之心), 사양지심(辭讓之心), 시비지심(是非之心)의 네 가지 마음으로, 각각 인(仁)·의(義)·예(禮)·지(智)의 본성에서 발로되어 나오는 감정이다. 네 가지의 단서라는 의미로 선(善)이 발생할 가능성을 가진 시초를 말하는 것이다. 이것은《맹자》「공손추」편에 나온다.

　동무 공은《맹자》에서 사단을 가져왔지만,「사단론」에서는 꼭 인의예지와 관련하여 한정하여 쓰지는 않았다고 생각한다. '생명체가 나타내는 네 가지의 속성'이라는 광범위한 뜻으로 사용했다고 본다. 즉 사람으로서 사단은 태소음양인이며, 태소음양인을 심욕에 따라 구분하면 비박탐나인이 된다. 장의 사단은 폐비간신이며, 감정의 사단은 애노희락인 셈이다.

　그러므로 〈수세보원〉의 「사단론」을 폐비간신과 애노희락을 통한 사상인론이라고 정의할 수 있다.

비박탐나인

「사단론」 2-2
人趨心慾 有四不同
棄禮而放縱者 名曰鄙人 棄義而偸逸者 名曰懦人
棄智而飾私者 名曰薄人 棄仁而極慾者 名曰貪人

　동무 공은 「사단론」 조문 1에서 태소음양인을 정의한 후에, 이어서 조문 2에서 비박탐나인을 정의했다. 조문 1은 장리에 따른 분류이고, 조문 2는 욕심에 의한 나눔이다.

　비박탐나인은 사상인의 다른 이름이다. 사상인이 가장 바닥으로 떨어졌을 때 보이는 태도를 나타낸다고 볼 수 있다. 심욕 때문에 사상인이 각각 자신의 가장 취약한 부분에서 예절 즉 인의예지를 버린 상태이다.

비인(鄙人)은 태양인의 다른 이름으로, 행동이 더러운 자이다. 예를 버리고 방종하는 자(棄禮而放縱者)이다. 사회의 예의범절과 미풍양속을 무시하고 제 멋대로 행동하며 거리낌이 없다.

박인(薄人)은 소양인의 다른 이름으로, 경박한 자이다. 지를 버리고 스스로를 꾸미는 자(棄智而飾私者)이다. 말만 번지르르하게 하고 겉치레에만 신경을 쓰면서 허풍을 쳐서 주위를 어렵게 만든다.

탐인(貪人)은 태음인의 다른 이름으로, 탐욕스러운 자이다. 인을 버리고 욕심만을 쫓는 자(棄仁而極慾者)이다. 남을 동정할 줄 모르고 물질이나 권세에 집착하여 탐욕적이다.

나인(懦人)은 소음인의 다른 이름으로, 나약한 자로 겁쟁이다. 의를 버리고 쉽고 편안함을 추구하는 자(棄義而偸逸者)이다. 눈앞의 안일을 위하여 현실과 타협하고 어떻게 하든 쉽게만 살려는 나약함을 갖고 있다.

모름지기 사람이라면 자신의 욕심을 어떻게 다스리고 살아야 하는지 동무 공은 〈수세보원〉에서 시종일관 강조하고 있다.

심장의 위치

「사단론」 2-3
五臟之心中央之太極也 五臟之肺脾肝腎四維之四象也

동무 공은 「사단론」 조문 3에서 심장의 위상에 대해서 말했다. 폐비간신은 네 방향이고, 심은 중앙의 태극이라는 것이다. 중앙과 네 방향의 의미를 잘 새겨야 한다. 혹자는, 심장이 폐비간신보다 상위에 있어서 '마치 컨트럴타워(Control Tower)의 역할을 한다'고 보기도 했다. 파놉티콘(Panopticon)의 감시탑처럼 말이다.

심장과 폐비간신이 동등한 위치인지, 아니면 심장이 폐비간신보다는 상위 레벨인지 나는 아직 결론을 내리지는 못하겠다. 다만 나는 8체질론을 먼저 공부한 후에 사상의학 속으로 들어온 처지임으로, 심장이 폐, 비, 간, 신과 각각 대응하면서 균형자의 역할을 담당한다고 이해한다. 즉, 동서남북의 폐비간신과 균형을 맞춰서 각각 대응하려면 심장은 당연히 중앙에 있어야 한다. 일단은 중앙지태극을 말하는 여기에서, 내가 이해한 동무 공의 생각은 그렇다는 것이다.

그리고 심장을 태극이라고 한 것에 중요한 의미가 있다고 본다. 이것은 심장에 중의적인 의미를 심은 것이라고 나는 생각한다. 나는 권도원이 1983년에 완성한, 생명과 우주에 관한 논설인 「화리(火理)」를 출발시킨 시발점이 이 대목이라고 추측한다. 심장을 태양으로 그리고 심장을 통해 이어지는 생명의 근원까지 본 것이다.

권도원은 1958년에 '여구혈' 경험 이후에 본격적으로 체질침의 체계를 만드는 작업에 돌입한다. 그런데 체질침의 보사이론을 구축하려면 폐비간신 네 개의 대소(大小)로는 안 된다. 자신이 가져다 쓰려던 사암침법(舍岩鍼法)의 장부허실보사(臟腑虛實補瀉) 체계를 가져

오려면 오행(五行)으로 돌려야 한다. 아하! 심장의 자리가 필요하다.

자율신경이론에서 차용하여 우선 교감신경긴장형과 부교감신경긴장형으로 나누었다. 부교감신경긴장형은 심장이 활동적이고 교감신경긴장형은 반대다. 그래서 부교감신경긴장형은 심장을 크고 강하다(大 强)로, 교감신경긴장형은 작고 약하다(小 弱)로 규정했다.

태음인과 소양인은 부교감신경긴장형이고, 태양인과 소음인은 교감신경긴장형이다. 1965년에 나온 체질침 「1차 논문」에서 태양인을 금상인(金象人 Hespera), 소음인을 수상인(水象人 Mercuria), 태음인을 목상인(木象人 Jupita), 소양인을 토상인(土象人 Saturna)이라고 하였다. 태양인은 금성(金星)을 닮은, 소음인은 수성(水星)을 닮은, 태음인은 목성(木星)을 닮은, 소양인은 토성(土星)을 닮은 사람이라는 뜻이다.

태양계에서 지구를 기준으로, 금성과 수성은 지구 앞쪽으로 태양에 가깝게 있고, 목성과 토성은 태양에서 멀다. 그래서 목성과 토성이 행성 자체적으로 지닌 에너지가 크고 활동성이 상대적으로 더 좋다고 권도원은 보았다. 그래서 목상인과 토상인을 심장의 활동성이 좋은(心大 心强) 부교감신경긴장형으로 설정하였던 것이다. 그리고 금상인과 수상인은 교감신경긴장형이 되었고 심장이 약하고 작다.

이렇게 조직된 사상인 8병증(病證 syndrome)의 장기대소가 1962년 9월 7일에 탈고한 체질침의 첫 논문에 들어갔다.

「62 논문」의 내장구조

Viscera	So-Um Figure	So-Yang Figure	Tae-Um Figure	Tae-Yang Figure
The liver viscera	strong	weak	extra-strong	extra-weak
The heart viscera	weak	strong	strong	weak
The pancreas viscera	extra-weak	extra-strong	weak	strong
The lung viscera	moderate	moderate	extra-weak	extra-strong
The kidney viscera	extra-strong	extra-weak	moderate	moderate

N.B. The heart viscera consists of heart and small intestine.

권도원이 설정한 내장구조는 이후에 두 번 더 변화되었다. 그것을 공식적으로 보고한 것은 「1차 논문」과 「영양학회 논문」이다.

8체질 내장구조의 변화

「62 논문」1962. 9.			「1차 논문」1965. 10.		「영양학회 논문」1985.	
太陽	肺〉膵〉腎〉心〉肝	H I	大腸〉膀胱〉胃〉小腸〉膽	金陰	大腸〉膀胱〉胃〉小腸〉膽
	金〉土〉水〉火〉木	H II	肺〉膵〉心〉腎〉肝	金陽	肺〉膵〉心〉腎〉肝
少陽	膵〉心〉肺〉肝〉腎	S I	胃〉大腸〉小腸〉膽〉膀胱	土陰	胃〉大腸〉小腸〉膽〉膀胱
	土〉火〉金〉木〉水	S II	膵〉心〉肝〉肺〉腎	土陽	膵〉心〉肝〉肺〉腎
太陰	肝〉心〉腎〉膵〉肺	J I	肝〉心〉腎〉膵〉肺	木陽	肝〉腎〉心〉膵〉肺
	木〉火〉水〉土〉金	J II	膽〉小腸〉膀胱〉胃〉大腸	木陰	膽〉小腸〉胃〉膀胱〉大腸
少陰	腎〉肝〉肺〉心〉膵	M I	腎〉肝〉肺〉心〉膵	水陽	腎〉肺〉肝〉心〉膵
	水〉木〉金〉火〉土	M II	膀胱〉膽〉大腸〉小腸〉胃	水陰	膀胱〉膽〉小腸〉大腸〉胃

장리와 심욕

「사단론」2-1

人稟臟理 有四不同

肺大而肝小者 名曰太陽人 肝大而肺小者 名曰太陰人

脾大而腎小者 名曰少陽人 腎大而脾小者 名曰少陰人

「사단론」2-2

人趨心慾 有四不同

棄禮而放縱者 名曰鄙人 棄義而偸逸者 名曰懦人

棄智而飾私者 名曰薄人 棄仁而極慾者 名曰貪人

동무 공은 「사단론」의 조문 1과 2에서, 장리와 심욕을 구분점(有四不同)으로 태소음양인과 비박탐나인을 강력하게 대비하므로써, 「사단론」의 주제가 인의예지라는 것을 선명하게 드러냈다. 비박탐나는 사상인에 대한 사덕(四德)의 배속으로, 『맹자』의 인의예지를 자신의 방식으로 서술하겠다는 뜻을 드러낸 것이기도 하다.

「성명론」의 조문 1과 2에서 천기와 인사를 제시한 것과 같은 구성이다.

중앙지태극과 화리

「사단론」2-3

五臟之心中央之太極也 五臟之肺脾肝腎四維之四象也

동무 공의 학문적 바탕은 공맹의 유학이다. 동호 권도원의 기반은 기독교의 창조론이다.

권도원의 8체질론은 화론이라고도 하는데, 이는 독특한 생명이론 인 화리에 바탕을 두고 있기 때문이다. 나는 권도원 화론의 출발이, 동무 공이 「사단론」 조문 3에서 심이 중앙의 태극이라고 언급한 부 분이라고 생각한다. 권도원은 이것을 기독교적 생명론으로 변형시 켜서 8체질의 독특한 생명론인 화리를 탄생시켰다. 화리에서 우주 생명의 근원으로서 우주원인화(宇宙原因火)를 말했는데 그것은 창조 주와 동일한 의미이다.

몸 안의 태양

「四端論」2-2

人趨心慾 有四不同

棄禮而放縱者 名曰鄙人 棄義而偸逸者 名曰懦人

棄智而飾私者 名曰薄人 棄仁而極慾者 名曰貪人

「四端論」2-3

五臟之心中央之太極也 五臟之肺脾肝腎四維之四象也

「四端論」2-18

太陽人 有暴怒深哀 不可不戒

少陽人 有暴哀深怒 不可不戒

太陰人 有浪樂深喜 不可不戒

少陰人 有浪喜深樂 不可不戒

동무 공은 〈수세보원〉에서 계속 사상인의 취약한 요소에 대하여 경계하고 있다. 「성명론」에는 사심과 태심이 나오고, 존기심(存其心) 하고 책기심(責其心)해야 한다고 하였다. 「사단론」에서는 심욕에 의해 비박탐나인으로 나누었고, 애노희락의 폭랑(暴浪)에 대해 말했다. 즉 건강을 유지하는 길은 욕심을 절제하고 애노희락의 중절을 지키는 것이라고 했다.

암(癌)은 손님인가. 아주 질 나쁜 손님인가. 그래서 막고 쫓아내고 혼내고 욕하고 윽박지르고 그러다가 안 되면 도려내 버릴 수 있는가. 그러면 성공인가. 암이 생기도록 만든다는 온갖 발암물질이 거론되고 바이러스가 원인이라는 주장도 나온다.

모든 생명체는 결국 죽는다는 것은 인지가 생긴 사람이라면 누구나 알고 있다. 하지만 삶을 영위하면서 그 사실을 떠올리면서 살고 싶은 사람은 아무도 없을 것이다. 암은 죽음의 전령이며 집행관이다.

그런데 암은 손(客)이 아니다. 또 다른 나(我)다. 나의 다른 모습이다. 온갖 욕심의 덩어리(趨心慾)요, 내 감정을 함부로 쓴(哀怒喜樂의 暴浪) 결과물이다. 암은 이제 죽음과 친해진 내 몸이다. 그것을 바라보는, 생명과 좀 더 친해 보려는 내가 있다. 죽음과 친해진 몸이 더 우세해지면 죽고, 생명 쪽으로 더 기울면 더 버틸 수 있다. 생명 쪽으로 더 버티고 싶다면 그럴 여지와 희망이 있다면, 결국 욕심과 애노희락으로 되돌아가야 한다.

내가 살면 얼마나 살겠어. 먹고 죽은 놈이 때깔도 좋다고 했어. 기생충약 빨리 구해와. 그거 먹고 나았다고 유튜브에 나오잖아. 보험

혜택도 없는 그 항암제 너무 비싸, 우리 집 기둥뿌리 흔들려. 나는 지금 몹시 아프고 괴로워. 항암치료 얼마나 힘든지 너희는 알기나 해. 머리털도 다 빠지잖아. 이거 봐. 그러니 내가 너희들에게 짜증을 부리고 화풀이를 할 수밖에는 없어. 이게 사는 거야 이렇게 살아서 뭐 해.

암 선고를 받고 모든 것을 버리고 산으로 들어가 암을 떨쳐버렸다는 사람이 있다. 그가 산에 들어가, 산에서 나는 온갖 약초와, 산에서 나온 음식 재료와, 산에서 발효된 것들을 먹어서 그렇게 되었다고 믿어주고 싶은 사람들이 많다. 그가 그렇게 믿고 있기 때문이다. 애석하게도 그 자신도 그의 책 '산야초로 암을 이기다'를 펴낸 출판사도 모르고 있는 것이 있다.

태양계에서 모든 생명체가 지닌 생명의 원천은 태양이다. 그리고 마음(心)은 내 몸 안의 태양이다.(五臟之心 中央之太極也)

저명한 의사, 탁월한 처치, 정교한 수술법, 유효한 항암성분, 비싼 약세로 버티는 선 분명한 한계가 있다. 내가 그동안 일으켜온 헛된 망상과 끝없는 욕심과 남을 향한 시기와 질투와 분노를 스스로 되돌아 볼 수 있다면 그것을 알 수 있다면 정녕 그렇게 할 수 있다면, 비로소 마음을 바꿀 수 있다. 마음의 씀씀이와 태도와 방식을 전환시킬 수 있다. 사실 그 순간이 오면 그건 손바닥을 뒤집는 것처럼 아주 쉬운 일일 것이다. 그러면 생명 쪽으로 기운 그곳에 내 몸 안의 태양이 비추고 있을 것이다.

장국과 천품

「사단론」 2-10

太陽人 哀性遠散而怒情促急 哀性遠散則氣注肺而肺益盛 怒情
促急則氣激肝而肝益削 太陽之臟局 所以成形於肺大肝小也

「사단론」 2-23

太少陰陽之臟局短長 陰陽之變化也 天稟之已定固無可論 天稟
已定之外又有短長 而不全其天稟者則人事之修不修 而命之傾
也不可不愼也

「확충론」 3-1

太陽人 哀性遠散而怒情促急

《사상초본권》 원인 1-11

太陽人 哀性闊散而怒情促急 哀性闊散則氣注肺而肺益壯 怒情
促急則氣激肝而肝益削 太陽人 肺實肝虛者 此之故也

사상의학계에서는 「사단론」 조문 10과 「확충론」 조문 1을 합쳐서
"사상인의 장국 형성 원리"를 설명한 조문이라고 인식한다.

전국 한의과대학의 사상의학교실에서 공동으로 제작한 공식 교재
인 『사상의학』은 1997년에 발간되었다. 이 책의 103페이지에서 '장
부대소의 결정과 성정의 작용'이라는 제목으로, "이제마는 사단론에
서 성정의 작용이 사상인의 장부대소에 미치는 영향에 대하여 다음
과 같이 설명하였다.(2-10)"라고 기술하였다. 또 확충론에서 "태양인
의 애성이 원산한 것은~해당 장기인 폐를 더욱 성하게 하고, 태양인

의 노정이 촉급한 것은~간을 더욱 삭하게 한다."고 하였다.

이것은 이을호와 홍순용이 공동으로 번역하여 1973년에 수문사에서 출간한 『사상의학원론』의 인식을 계승한 것이다. 이 책의 45페이지에서 「사단론」 조문 10을 해설하면서 이을호는, "이 귀절은 사상인의 장국이 희노애락의 성정에 의하여 형성됨을 보여주고 있다. 사상인의 장부는 비록 천리의 변화라 하더라도 장국의 성형은 애노희락의 성정의 작위에 의한다는 것이다. 다시 말하면 성정이 장국성형의 절대적 요건이 된다는 것이다."라고 썼다.

『사상의학원론』은 1970년에 출범한 사상의학회가 학회 차원에서 기획했던 책이므로, 이 인식은 사상체질의학회가 1997년까지 30년 가까이 유지해 왔고, 이후에도 『사상의학』의 해당 내용이 개정되지 않았으므로 현재까지도 공고하게 지켜지고 있는 학계의 공식적인 견해라고 볼 수 있다.

1997년에 사상의학회는, 한국학중앙연구원에 보관 중인 『동의수세보원』의 초판본을 영인하여 출간하면서, 최병일 회장이 책에 해제를 붙였다. 그는 "사상인은 각각 성정의 편차로 인하여 장부의 대소가 결정되어 각기 다른 장국을 지닌다."고 썼다.

나는 사상의학계의 견해를 받아들일 수가 없었다. 이렇게 물어보았다.

'인간에게 장부의 대소가 결정되는 과정이 일어나는 때는 언제이며 어느 곳입니까? 가령, 출생 전입니까, 후입니까?'

이런 대답이 있었다.

"발생학적으로 희노애락이 먼저 생기고 장부가 형성된다는 의미 아닐까요? 인간이 수정될 때 가장 먼저 희노애락부터 부여받고 이후 세포와 조직이 형성된다는 의미 같아요. 그리고 출생 후에도 희노애락이 오르락내리락하면서 장부가 계속해서 영향 받는다는 의미 같습니다."

과연 설득력이 있는가.

"이 문장을 출생 전후 문제보다는, 동무에서 희노애락의 정의나 용법이 무엇이냐로 고민하시면 어떨지요."

이렇게 비껴나가자고 권고한 분도 있었다.

2000년대 초반에 《사상초본권》이 공개되어 "太陽人 肺實肝虛者 此之故也"가 알려지면서 사상의학계의 견해는 더 공고해졌다. 문장의 구성으로 보면 태양인의 애성활산(哀性闊散)과 노정촉급(怒情促急)이 원인이 되고 폐실간허(肺實肝虛)가 결과가 되기 때문이다.

핵심은 '애노희락이 폐비간신에 선행하는가'이다. 나는 〈수세보원〉의 권지일 네 논편이 공통적으로 규정이나 정의로 시작한다고 주장하고 있다. 「사단론」에서는 조문 1에 폐비간신의 장리에 따른 대와 소를 기준으로 사상인이 제일 먼저 정의된다. 그리고 조문 10에 와서야 애노희락이 등장한다. 〈수세보원〉 전체로도 애노희락은 조문 10에 처음 나온다. 나의 주장은 애노희락이 폐비간신보다 선행하려면 「사단론」에서 애노희락이 먼저 정의되었어야만 한다는 것이다. 그래야 순서가 맞는다. 하지만 애노희락은 뒷 편인 「확충론」에서 뒤늦게 정의된다.

그리고 「사단론」에는 천품에 대한 언급이 나온다. 동무 공은 조문 23에서 천품을 세 번이나 언급한다. 천품으로 이미 정해진 것은 진실로 가히 논할 바가 없다고 선언했다. 그럼 천품으로 이미 정해진 것은 무엇인가. 그것은 태소음양인의 장국이다.

《사상초본권》의 폐실간허(肺實肝虛)는 폐대간소인 장국에 음양의 변화가 생긴 상태라고 나는 생각한다. 그리고 「사단론」 조문 10에서 소이성형(所以成形)과 폐대간소(肺大肝小) 사이에 있는 전치사 어(於)를 어떻게 보느냐가 열쇠라고 생각한다. 이 글자를 '~에서' '~로부터'로 해석해야 한다는 것이 나의 견해이다. 그렇게 보면 "太陽之臟局 所以成形於肺大肝小也"의 번역은, '태양인의 장국은 폐대간소로부터 형국을 이룬 까닭이다.'가 된다. 자연스럽게 '폐대간소로부터 애성원산과 노정촉급이 나온다'로 이해할 수 있게 되는 것이다.

천품

「사단론」 2-23

太少陰陽之臟局短長 陰陽之變化也

天稟之已定固無可論 天稟已定之外又有短長

而不全其天稟者則人事之修不修 而命之傾也不可不愼也

동무 공은 천품(天稟)을 다른 곳에서는 쓰지 않았다. 「사단론」의 조문 23에 집중적으로 세 번 나오는 것이 전부이다. 그러니 이 조문의 키워드는 바로 천품이다.

이 조문에서 가장 중요한 부분은 '天稟之已定固無可論'이다. 천품으로 이미 정해진 것은 진실로 가히 논할 바가 없다는 선언이다. 그럼 천품으로 이미 정해진 것은 무엇인가. 그것은 태소음양인의 장국이다. 그리고 장국의 단장(短長)은 음양의 변화이다. 천품으로 이미 정해진 것 이외에 또 단장이 있는데 그것이 음양의 변화라는 뜻이다. 그런 후에 천품을 온전하게 하지 못하는 것은 인사(人事)의 수불수(修不修)이다. 이로 인해 명(命)을 기울게 할 수 있으니 반드시 조심해야만 한다고 강조하였다.

「사단론」에 나오는 내용을 기초로 이야기 형식으로 엮어 보았다. 사람은 장(臟)의 이치(理致)를 받았다. 장의 이치는 넷이 있는데 그것은 각각 다르다. 폐(肺)는 대(大)하고 간(肝)은 소(小)한 사람을 태양인(太陽人)이라 한다. 태소음양인 장(臟)의 판국이 길고 짧음은 네 가지의 다름 중에 크게 하나가 같으니 그것은 천리(天理)의 변화이다. 또 태소음양인의 장국 단장은 음양의 변화이다. 천품으로 이미 정해진 것은 진실로 가히 논할 바가 없고, 천품으로 이미 정해진 것 외에 또한 단장이 있다. 천품을 온전하게 하지 못하는 것은 인사의 수불수이다. 이로 인해 명을 기울게 할 수 있으니 반드시 조심해야만 한다.

폐대간소가 천품이다. 그런 사람이 태양인이다. 폐대간소는 천품이므로 폐대간소의 이유를 논할 수는 없다. 폐대간소한 상태에서 음양의 변화(拮抗)에 의해 단장이 생긴다. 큰 것은 길어지고 작은 것은 짧아진다는 것이다. 그렇게 천품에서 변화가 발생한 상태나 상황이 장의 판국이다. 천품으로 정해진 것 외에 단장의 변화로 천품을 온전하게 하지 못하는 것은 후천적인 인사의 문제라는 것이다.

애노희락이 폐비간신에 선행한다는 견해에 대하여

사상의학계에서는 「사단론」 조문 10과 「확충론」 조문 1을 합쳐서 "사상인의 장국 형성 원리"를 설명한 조문이라고 인식하고 있다. 이것은 애노희락이 폐비간신에 앞선다는 견해이다.

이 견해에 대하여 반박하겠다.

만약 그렇다면 「사단론」 앞에 '성정론'이 먼저 나와야만 한다. 애노희락은 〈수세보원〉 전체에서 「사단론」 조문 10에 이르러 처음 등장한다. 애노희락이 폐비간신보다 앞선 주인공이라면 「사단론」의 서두에 애노희락에 대해 미리 규정하고 설명을 했어야 한다는 뜻이다.

「확충론」 조문 1에 의하면, 애노희락에 성과 정의 양면이 있어 4장 배속을 명확하게 규정하지 않은 듯 하다. 그렇다고 해도 애노희락에 대한 4요소의 배속이 먼저 선행되었어야 한다. 그런 규정이 바로 기준이기 때문이다. 조문 10에 나오는 애노희락이 생리라면 더욱 그러하다.

그리고 「사단론」 조문 10에서 태양인이 먼저 나오면 안 된다. 태양인이라고 나오는 순간, 태양인에는 이미 조문 1에서 정의한 폐대간소의 의미가 들어 있기 때문이다.

조문 10의 내용이 사상인의 생리라는 견해에 대하여

물론 이 견해는 「확충론」 조문 1의 내용으로 인해서 굳게 지지되고 있기는 하다. 하지만 「확충론」 조문 1은 '哀性遠散而怒情促急' 부분만 해설한 것이다. 「사단론」 조문 10에서 이어지는 '哀性遠散則氣注肺' 이하 부분에 대해서는 설명하지 않았다. '哀性遠散而怒情促急'은 생리로 볼 수 있다.

문제는 폐익성(肺益盛)과 간익삭(肝益削)에 들어간 익(益)이다. 익은 '더욱'이란 뜻이다. '정도나 수준 따위가 한층 심하다'는 것이다. 그러니까 익 이전에 이미 폐는 성(盛)하고 간은 삭(削)해 있다는 뜻이다. 즉 익 이전에 폐대간소한 상태에서 출발했다는 뜻이다. 그러니 기존의 견해대로 '哀性遠散而怒情促急'의 결과로 폐대간소로 되었다는 해석은 무리이고 모순이다. 폐대간소가 태양인의 생리라면, 폐익성 간익삭된 상태는 생리를 초과한 상태인 것이다.

체질침의 생리와 병리 이론에 적불균형(適不均衡)과 과불균형(過不均衡)이 나온다. 전자는 생리이고 후자는 병리이다. 체질침 치료는 과불균형을 적불균형으로 복귀시키는 조치이다. 조문 10에서 익의 이전을 적불균형이라고 한다면 익의 이후는 과불균형이 되는 것이다. 권도원이 도출한 체질침 이론의 토대는 〈수세보원〉이었다.

익(益)의 의미를 제대로 규정하고 규명하지 못한다면, 조문 10의 내용이 생리인지 병리인지를 논할 수가 없다고 생각한다.

천리의 변화(天理之變化)와
음양의 변화(陰陽之變化)

「사단론」2-4

太少陰陽之臟局短長 四不同中有一大同 天理之變化也 聖人與
衆人一同也
鄙薄貪懦之心地淸濁 四不同中有萬不同 人欲之濶狹也 聖人與
衆人萬殊也

「사단론」2-23

太少陰陽之臟局短長 陰陽之變化也
天稟之已定固無可論 天稟已定之外又有短長
而不全其天稟者 則人事之修不修 而命之傾也 不可不愼也

내소음양인에서 폐비간신의 내소 구분이 생기는 장리는 천리이
다. 그것은 성인이나 중인이나 차별이 없다. 장국이란 장기의 대소
로 형성된 국면이란 의미이다. 그런데 큰 것이 더 커지고(長) 작은
것이 더 작아지는(短) 변화가 생기는데, 그것은 천리의 변화이며 또
음양의 변화이기도 하다. 폐가 강해지면 간이 약해지고, 간이 강해
지면 폐가 약해진다.(肺强則肝弱 肝强則肺弱) 서로 차고 축소되고, 번
갈아 나아가고 물러난다.(互相盈縮 迭爲進退) 이것은 바로 음양의 길
항(拮抗)이다.

정용재는 "사상의학은 인품장리에 대한 연구다."라고 했는데 그

렇게 정의하는 것은 너무 평면적이라는 생각이 든다. '체질의학은
장리의 구체적인 관계성과 실현성에 관한 연구'이기 때문이다.

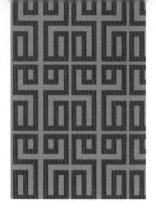

「四端論」の概要

　「四端論」は肺脾肝腎と哀怒喜楽に関する論編である。哀怒喜楽に影向を受ける四象人論である。肺脾肝腎で臓理を説明し、哀怒喜楽で性情を述べた。「四端論」は26個の条文で構成されている。

　「性命論」では、条文1と条文2から天機と人事の「有四」を規定した。そして「四端論」では、条文1と条文2で「有四不同」を提示した。人間の臓の理として太少陰陽人を規定し、心欲で鄙、薄、貪、懦の人を定義した。4つに分けた四象人は臓の理が4種類で異なる。四象人の臓の理を先に提示した後に、「哀怒喜楽(性/情)」を通じて実際的な人の生理と病理に対して述べた。

　太少陰陽人の別の名である鄙、薄、貪、懦の人は心欲の違いによって分けられたのである。四徳である仁義礼智の道徳的な原理(好善/惡悪)を抱いているのが肺脾肝腎である。肺脾肝腎は臓の四端である。道徳的な原理と価値を心欲に従って放棄すれば鄙、薄、貪、懦の人になる。四象人の臓腑の大小、すなわち、臓理は天賦で自分の労力外のことである。聖人も衆人もれいがいなく同じ条件を持つ。

　この「四端論」は『中庸』の1章に出てくる「喜怒哀楽之未発謂

之中、発而皆中節謂之和」に対する東武李済馬式の解釈といえる。
哀怒喜楽の順動は生理的状態で、逆動は病理的状態である。「哀怒喜楽が節に中る」が「四端論」の結論である。
　「四端論」の全体的な構造は下表の通りである。

「四端論」の構成

条文	主題	内容
1, 2	臓理と心慾	太少陰陽人と鄙薄貪懦人の命名
3~7	心と肺脾肝腎	五臓の役割／天理と人欲／臓の四端
8	浩然之気、浩然之理	浩然之気、出於肺脾肝腎、浩然之理、出於心
9	聖人之心、無慾	条文6の解説
10	四象人の臓局	臓理と性情
11, 12	肺脾肝腎の気と機能	肺肝の呼吸／脾腎の納出
13, 14	哀怒喜楽、気の性質	哀怒の上升／喜楽の下降
15, 16	哀怒喜楽の順動と逆動	生理と病理／足りてない部分に問題が発生
17	逆動の事例	怒傷肝／喜傷脾／哀傷腎／楽傷肺
18	四象人の戒	必ずしてはいけない性/情의原則／性極動情
19	知人の重要性	『書経』の引用文／知人誠偽
20	知人の困難	条文19に対する註解／行身不誠、知人不明
21	好善と悪悪の偏急	条文20の意味を拡張
22	哀怒喜楽の機制	哀怒相成、喜楽相資／性極動情
23	天稟已定之外、又有短長	人事之修不修、命之傾
24	哀怒喜楽の逆動	指導者の社会的影響力
25	四象人の恒戒	「四端論」の全体の内容に対する縮約(整理)
26	喜怒哀楽の中節	『中庸』1章に対する東武公式の解釈

「四端論」の進行

「四端論」は26個の条文で構成されているが、大きく四つに分けることができる。

条文1から9までは臓の理と心欲に関して述べた。聖人の無欲と衆人の有欲を対比しながら心欲を強調した。条文10から18までは四臓の機能と哀怒喜楽の影向である。条文19から21までは人を知ることの重要性を強調した。人を知ることがしっかりできなくて、官吏を選ぶことが適切でなければ、天下の人事の哀怒喜楽が必ず煩わす。条文22から26までは補充と強調である。そして結論で「四端論」の全体を貫通する主題である「喜怒哀楽が節に中る」を述べた。

「四端論」で一番重要なイシューは条文10である。この条文の内容ははたして生理か、病理か、そして哀怒喜楽が肺脾肝腎に先行するのか。まさにこれである。

四端

儒学で四端は惻隠之心、羞悪之心、辞譲之心、是非之心の4つの心で、それぞれ仁、義、礼、智の本性から発露する感情である。四つの端緒という意味で、善が発生する可能性がある始初を語るものである。これは『孟子』「公孫丑篇」に出てくる。

東武公は『孟子』において四端を採り入れたが、「四端論」では必ずしも仁義礼智と関連して、制限して使うことはなかったと考え

る。「生命体が表す4つの属性」という広範囲な意味で使用したと見る。つまり、人として四端は太少陰陽人であり、太少陰陽人を心欲によって区分すると鄙、薄、貪、懦の人になる。臓の四端は肺脾肝腎であり、感情の四端は哀怒喜楽である。

だから、『寿世保元』の「四端論」を肺脾肝腎と哀怒喜楽を通する四象人論と定義することができる。

鄙薄貪懦人

「四端論」2-2

人趨心慾 有四不同

棄礼而放縦者 名曰鄙人 棄義而偸逸者 名曰懦人

棄智而飾私者 名曰薄人 棄仁而極慾者 名曰貪人

東武公は「四端論」の条文1で太少陰陽人を定義した後に、続いて条文2で鄙、薄、貪、懦の人を定義した。条文1は臓の理による分類であり、条文2は欲心による分けである。

鄙、薄、貪、懦の人は四象人の別の名である。四象人が最もどん底に落ちた時に見られる態度を示すといえる。心欲のために四象人がそれぞれ自分の最も脆弱な部分で礼節、すなわち仁義礼智を捨てた状態である。

鄙人は太陽人の別の名で、行動の汚い人である。「礼を捨て放縦する人である(棄礼而放縦者)」。社会の礼節と良俗を無視して、自まま

にふるまって受け張る。

薄人は少陽人の別の名で、軽薄な人である。「智を捨て自分を飾りたてる人(捨智而飾私人)」。口先だけで奇麗なことを言って、見てくればかりを気にしながら、おおげさに言って周囲を迷わす。

貪人は太陰人の別の名で、胴欲な人である。「仁を捨て欲心だけを追う人である(棄仁而極慾者)」。他の人を思いやらず、財物や権勢を過度に執着して、貪欲である。

儒人は少陰人の別の名で、柔弱な人で、怖がりである。「義を捨て、安逸に耽る人だ(棄義而偸逸者)」。目の前の安逸を為に現実と妥協し、なんとかして簡単に生かそうとする柔弱さを持っている。

すべからく人間なら、自分の欲心をどう制御しながら生きるべきかについて、東武公は『寿世保元』で終始一貫強調している。

心臓の位置

「四端論」2-3
五臓之心中央之太極也 五臓之肺脾肝腎四維之四象也

東武公は「四端論」条文3において心臓の位相について述べた。肺脾肝腎は四つ方向であり、心は中央の太極ということである。中央と四つ方向(四維)の意味を正しく銘じなければならない。ある人は、心臓が肺脾肝腎より上位にあるので、「まるでコントロールタワー(Control Tower)ような役割をする」と見たりもした。パノプティ

コン(Panopticon)の監視塔のようである。

　心臓と肺脾肝腎が同等の位置なのか、または心臓が肺脾肝腎より
は上位レベルなのか、私はまだ結論を下してはいない。ただし、私
は8体質論を先に勉強した後に四象医学を勉強した人だから、心臓
が肺、脾、肝、腎と互いに対応しながら均衡者の役割を担当すると
理解する。すなわち、東西南北の肺脾肝腎と均衡を合わせて、互い
に対応するには心臓は当然と中央にあるべきである。一応「中央之
太極」を述べる部分に関して、私が理解した東武公の考えはそうだ
というわけである。

　そして心臓を太極と言ったことに重要な意味があると考える。こ
れは心臓に重意的な意味を盛り込んだと私は考えている。私は権度
杬が1983年に完成した、生命と宇宙に関する論説である「火理」を
出発させた始発点がこのかなめだと推測する。心臓を太陽とみて、
そして心臓を通してつながる生命の根源まで見たのである。

　権度杬は、1958年に「蠡溝穴」を体験して以後、本格的に体質鍼
の体系を作る作業に突っ込む。しかし、体質鍼の補瀉理論を構築す
るには、肺脾肝腎の4つの大小だけではいけない。自身が利用する
ようとした舎岩鍼法の臓腑虚実補瀉の体系を持ってくるためには五
行に戻さなければならない。ああ、心臓の位置が必要である。

　自律神経理論で借用して、まず交感神経緊張型と副交感神経緊
張型に分けた。副交感神経緊張型は心臓が活動的であり、交感神
経緊張型はその反対である。そして、副交感神経緊張型は心臓を
「大きく強い（大、強）」と規定し、交感神経緊張型は心臓を「小さ

く弱い（小、弱）」と規定した。

　太陰人と少陽人は副交感神経緊張型であり、太陽人と少陰人は交感神経緊張型である。1965年に出す体質鍼に関する「1次論文」に、太陽人を金象人(Hespera)、少陰人を水象人(Mercuria)、太陰人を木象人(Jupita)、少陽人を土象人(Saturna)といった。太陽人は金星に、少陰人は水星に、太陰人は木星に、少陽人は土星に似た人という意味である。

　太陽系に地球を基準で、金星と水星は地球の前にあるので太陽に近く、木星と土星は太陽から遠い。それで木星と土星が行星として、持つエネルギーが大きく、活動性が相対的にもっと良いと権度杌は考えた。それで木象人と土象人は心臓の活動性が良い副交感神経緊張型として設定したのである。そして金象人と水象人は交感神経緊張型となり、心臓が弱く小さい。

「62 論文」の内臓の構造

Viscera	So-Um Figure	So-Yang Figure	Tae-Um Figure	Tae-Yang Figure
The liver viscera	strong	weak	extra-strong	extra-weak
The heart viscera	weak	strong	strong	weak
The pancreas viscera	extra-weak	extra-strong	weak	strong
The lung viscera	moderate	moderate	extra-weak	extra-strong
The kidney viscera	extra-strong	extra-weak	moderate	moderate

N.B. The heart viscera consists of heart and small intestine.

このように組織された四象人の八つ病証(syndrome)の臓器大小
が、1962年9月7日に稿を脱した体質鍼の初の論文に入った。

権度杬が設定した内臓の構造は以後に2回変化した。それを公式
的に報告したのは「1次論文」と「營養学会論文」だ。

8体質の内臓構造の変化

「62 論文」1962. 9.		「1次 論文」1965. 10.		「營養学会 論文」1985.	
太陽	肺〉膵〉腎〉心〉肝	HI	大腸〉膀胱〉胃〉小腸〉膽	金陰	大腸〉膀胱〉胃〉小腸〉膽
	金〉土〉水〉火〉木	HⅡ	肺〉膵〉心〉腎〉肝	金陽	肺〉膵〉心〉腎〉肝
少陽	膵〉心〉肺〉肝〉腎	SI	胃〉大腸〉小腸〉膽〉膀胱	土陰	胃〉大腸〉小腸〉膽〉膀胱
	土〉火〉金〉木〉水	SⅡ	膵〉心〉肝〉肺〉腎	土陽	膵〉心〉肝〉肺〉腎
太陰	肝〉心〉腎〉膵〉肺	JI	肝〉心〉腎〉膵〉肺	木陽	肝〉腎〉心〉膵〉肺
	木〉火〉水〉土〉金	JⅡ	膽〉小腸〉膀胱〉胃〉大腸	木陰	膽〉小腸〉胃〉膀胱〉大腸
少陰	腎〉肝〉肺〉心〉膵	MI	腎〉肝〉肺〉心〉膵	水陽	腎〉肺〉肝〉心〉膵
	水〉木〉金〉火〉土	MⅡ	膀胱〉膽〉大腸〉小腸〉胃	水陰	膀胱〉膽〉小腸〉大腸〉胃

臓理と心欲

「四端論」2-1

　人禀臓理 有四不同

　肺大而肝小者 名曰太陽人 肝大而肺小者 名曰太陰人

　脾大而腎小者 名曰少陽人 腎大而脾小者 名曰少陰人

「四端論」2-2

　人趨心慾 有四不同

　棄礼而放縦者 名曰鄙人 棄義而偸逸者 名曰懦人

棄智而飾私者 名曰薄人 棄仁而極慾者 名曰貪人

　東武公は「四端論」の条文1と2において、臓理と心欲を区分する
ポイント（有四不同）で、太少陰陽人と鄙、薄、貪、懦の人を強力に対
比することにより、「四端論」の主題が仁義礼智であることを明らか
に表した。鄙、薄、貪、懦は四象人に対する四徳の配属であり、『孟
子』の仁義礼智を自身の方式で叙述するべきという意思を表したも
のでもある。

　「性命論」の条文1と2において、天機と人事を提示したのと同じ
構成である。

中央之太極と火理

「四端論」2-3
　　五臓之心中央之太極也 五臓之肺脾肝腎四維之四象也

　東武公の学問的基礎は孔孟の儒学である。東湖権度标の基盤はキ
リスト教の創造論である。

　権度标の8体質論は「火論」とも言えるが、これは独特の生命理
論である火理に基づいているためである。私は権度标の火論の出
発が、東武公が「四端論」の条文3で心が中央の太極と言及した部
分であると考える。権度标はこれをキリスト教的生命論に変形さ
せて、8体質の独特の生命論である火理を誕生させた。火理におい

て、宇宙の生命の根源として「宇宙原因火」と呼んだが、それは創
造主と同一の意味である。

体の中の太陽

「四端論」2-2

人趨心慾 有四不同

棄礼而放縦者 名曰鄙人 棄義而偸逸者 名曰懦人

棄智而飾私者 名曰薄人 棄仁而極慾者 名曰貪人

「四端論」2-3

五臓之心中央之太極也 五臓之肺脾肝腎四維之四象也

「四端論」2-18

太陽人 有暴怒深哀 不可不戒

少陽人 有暴哀深怒 不可不戒

太陰人 有浪楽深喜 不可不戒

少陰人 有浪喜深楽 不可不戒

　東武公は『寿世保元』で続けて四象人の脆弱な要素に対して警戒
している。「性命論」には邪心と怠心が出て、「存其心」と「責其心」を
するべきだといった。「四端論」では心の欲によって、鄙、薄、貪、懦
の人に分けて、哀怒喜楽の「劇甚と溢れ（暴浪）」についていった。
　癌はお客さんなのか、またはたいへん質の悪いお客さんなの
か。それで阻止して、追い出して、取っ締めて、罵って、取り詰

めて、そうしてだめなら切り捨てることができるのか。然らば成功かな。癌が出来す発癌物質がすべて挙論されて、ウイルスが原因だという主張も出る。

　すべての生命体は結局死ぬということは知覚がある人なら誰でも知っている。しかし人生を営衛しながら、その事実を思い浮かべながら生きたい人は誰もいないだろう。癌は死の伝令であり執行官である。

　しかし癌はお客さんではない。もう一人の自分だ。別の私の姿だ。全ての欲心の塊(趨心慾)であり、私の感情をむやみに妄用する(哀怒喜楽の暴浪)結果物だ。癌は今やっと死と親になった私の体だ。それを見つめる、生命ともっと親になろうとする私がある。死と親になろうとする体が優勢になれば死んで、生命の方にもっと傾けば、もすこし生きられる。生命の方にもっと堪えたければ、そのような余地と希望があるなら、結局欲心と哀怒喜楽に戻らなければならない。

　私が暮らせばどんなに暮らせるか。食べてから死んだ幽霊が色もいいと言ったじゃないの。殺寄生虫薬を早く救って来て！ それを食べて治ったって、ユーチューブ(YouTube)に出るじゃん。保険の補助もないその抗ガン剤は高すぎて、家計に負担が大きい。私は今とても痛くてつらい。抗ガン治療がどれだけ大変なことなのか、お前たちは知っているのか。髪の毛も全部抜けるじゃん、ほら見て。だから私があなたたちにかんしゃくを起して、八つ当たりをするしかない。人生が、そんなもんだよ。こうやって生きてどうするんだよ。

癌を宣告されて、すべてを捨てて山に入り、癌が治った人がい
る。彼が山に入り、山で採れるあらゆる薬草と、山で採れる食材と、
山で発酵したものを食べてそうなったと信じている人が多い。彼がそ
う信じているからだ。惜しくもその自分自身も、彼の本の『山野草で
癌に打ち勝つ』を出版した出版社も知らないことがある。

　太陽系ですべての生命体が持つ生命の源泉は太陽である。そして
心は私の体の中の太陽である。(五臓之心 中央之太極也)

　有名な医師、卓越な処置、精巧な術式、有効な抗ガン成分、高
価な薬剤で堪えるのは分明に限界がある。私がこれまで起こした空
しい妄想、飽く無き欲心、他人に向いた嫉妬と忿怒を、自ら省みる
ことができれば、それを分かれば、本当にそうすることができるな
ら、初めて心を変えることができる。心遣と態度と方式を転換させ
ることができる。その実、その瞬間が来ればそれは手の平を返す如
くたやすいことだろう。そうすると、生命の方に傾いたそこに、私
の体の中の太陽が照らしているのだろう。

臓局と天稟(天賦)

「四端論」2-10

太陽人 哀性遠散而怒情促急 哀性遠散則気注肺而肺益盛 怒情
促急則気激肝而肝益削 太陽之臓局 所以成形扵肺大肝小也

「四端論」2-23

太少陰陽之臓局短長 陰陽之変化也 天稟之已定固無可論 天稟

已定之外又有短長 而不全其天禀者則人事之修不修 而命之傾
也不可不慎也

「拡充論」3-1

太陽人 哀性遠散而怒情促急

《四象草本巻》原人 1-11

太陽人 哀性闊散而怒情促急 哀性闊散則気注肺而肺益壮 怒情
促急則気激肝而肝益削 太陽人 肺実肝虚者 此之故也

　四象医学界では、「四端論」の条文10と「拡充論」の条文1を合わせ
て、「四象人の臓局の形成原理」を説明した条文だと認識する。

　全国の韓医科大学の四象医学教室で共同制作した公式教材の『四
象医学』は1997年に発刊された。この本の103ページにおいて「臓府
の大小の決定と性情の作用」という題目から、「李済馬は四端論で性
情の作用が四象人の臓府の大小に及ぼす影向に対して次のように説明
した(2-10)。」と述べた。また、「拡充論」で「太陽人の哀性が遠散し
たことは~該当する臓器である肺をさらに盛り返し、太陽人の怒情が
性急することは~肝をさらに弱まるようにする」と述べている。

　これは李乙浩と洪淳用が共同で翻訳して、1973年に寿文社で出版
した『四象医学原論』の認識を継承したものである。同じ本の45ペ
ージで、「四端論」の条文10を解説しながら李乙浩は、"この句節は
四象人の臓局の喜怒哀楽の性情によって形成されたことを見せてい
る。四象人の臓府はたとえ天の理の変化だとしても、臓局の成形は
哀怒喜楽の性情の作用によるというのだ。言い換えれば、性情が臓

局の形成にとって絶対的要件になるということだ」と述べた。

『四象医学原論』は1970年に出帆する四象医学会が学会の次元で
企画した本だから、この認識は四象体質医学会が1997年まで30年近
く維持して来たし、以後にも『四象医学』に該当する内容が改定さ
れていないため、現在までも強固に守られている学界の公式的な見
解と見れる。

1997年に四象医学会は韓国学中央研究院に所蔵されている『東
医寿世保元』の初版本を影印して出刊しながら、崔炳一会長が本
に解題をつけた。彼は「四象人はそれぞれ性情の偏差のために臓
腑の大小が決定されて、おのおの別の臓局を持つ。」と書いた。

私は四象医学界の見解を受け取れなかった。それで次のように聞
いてみた。

「人間に臓腑の大小が決定される過程が起こる時はいつです
か、またどこですか。仮令、出生前ですか、出生後ですか」

次のような対答があった。

「発生学的に喜怒哀楽が先に生まれ、臓腑が形成されるという意
味ではありませんか 人間が受精される時ときに、最初に喜怒哀楽
から与えられ、その後に細胞と組織が形成られるという意味のよう
です。そして出生後にも喜怒哀楽がうごきながら続いて臓腑に影響
するという意味のようです。」

はたして説得力があるのか。

「この文章を出生前後の問題よりも、東武公にとって、喜怒哀楽

の定義や用法は何かについて悩むとよいのではないでしょうか。」

　こうして退こうと勧告した人もいた。

　『四象草本卷』が公開され、「太陽人、肺実肝虚者、此之故也。」が
知られて、四象医学界の見解はさらに強固になった。文章の構成から
見ると、太陽人の哀性の遠散と怒情の性急が原因となり、肺実肝虚が
結果になるからである。

　核心は「哀怒喜楽が肺脾肝腎に先行するか。」である。私は『寿
世保元』の巻之一の四つ論編が共通的に規定や定義として始作する
と主張している。「四端論」では、肺脾肝腎の臓理による大と小を基
に、四象人が一番先に定義される。そして条文10になってはじめて
哀怒喜楽が登場する。『寿世保元』全体としても哀怒喜楽は条文10に
なってはじめて出る。私の主張は、哀怒喜楽が肺脾肝腎より先行す
るためには、「四端論」で哀怒喜楽が先に定義されなければならない
ということだ。そうしてこそ手順が合う。しかし、哀怒喜楽は後ろ
の編である「拡充論」で一足遅れて定義される。

　そして「四端論」には天稟に対する言及が出る。東武公は条文23
において天稟を3回も言及した。天稟(天賦)ですでに定まったことは
真に言及する必要がないと宣言した。では、天稟(天賦)ですでに定
まったものは何か。それは太少陰陽人の臓局である。

　『四象草本卷』の肺実肝虚は、肺大肝小である臓局に陰陽の変化
が生じた状態だと私は考える。「四端論」の条文10で、「所以成形」と
「肺大肝小」の間にある虚字である「於」をどのように見るのかが

カギだと考える。この字を「〜で」や「〜から」で解釈すべきだというのが私の見解である。そのように見ると、「太陽之臟局 所以成形於肺大肝小也」の翻訳は、「太陽人の臟局は肺大肝小から形局を成した理由である。」となる。自然に「肺大肝小から哀性の遠散と怒情の性急が出る」と受け取れるのである。

天稟

「四端論」2-23

太少陰陽之臟局短長 陰陽之変化也

天稟之已定固無可論 天稟已定之外又有短長

而不全其天稟者則人事之修不修 而命之傾也不可不慎也

東武公は天稟(天賦)を他のところでは使わなかった。「四端論」の条文23に集中的に三回出るのが全部である。だから、この条文のキーワードはまさに天稟(天賦)である。

この条文で最も重要な部分は「天稟之已定固無可論」である。天稟ですでに定まったことは真にいう必要がないという宣言である。それでは、天稟によってすでに定まったものは何か。それは太少陰陽人の臟局だ。そして臟局の短長は陰陽の変化である。天稟ですでに定まっているもの以外に、また短長があるが、それが陰陽の変化という意味である。その後に天稟(天賦)を出来損なうのは、人事を修めるかいなかによる。このため、命が牛耳ることができるので、

必ず気をつけなければならないと強調した。

「四端論」にある内容を基に、語りの形式でまとめてみた。人は臓の理を受けた。臓の理は4つあるが、それはそれぞれ異なる。肺は大、肝が小なる人を太陽人と言う。太少陰陽人の臓の状態には長短異なるがその中に天理の変化は同一である。また、太少陰陽人の臓局の長短は陰陽の変化である。天稟(天賦)ですでに定まったことは真にいう必要がなく、天稟(天賦)ですでに定まっているもの以外にも、また長短がいる。天稟(天賦)が不完全なものは、人事を修めるかいなかによる。このため、命が牛耳る恐れがあるので、必ず注意しなければならない。

肺大肝小が天稟(天賦)である。そんな人が太陽人である。肺大肝小は天稟なので、肺大肝小の理由を話すことができない。肺大肝小な状態から陰陽の変化(拮抗)によって短長が生じる。大きいことは長くなり、小さいことは短くなるということだ。そのように天稟(天賦)で変化が発生した状態や状況が臓局である。天稟(天賦)で定まったものの他にも、長短の変化によって天稟(天賦)が不完全なものは、後天的な人事の問題というものである。

哀怒喜楽が肺脾肝腎に先行するという 見解について

四象医学界では、「四端論」の条文10と「拡充論」の条文1を合わせ、"四象人の臓腑の形成原理"を説明する条文だと認識している。

これは哀怒喜楽が肺脾肝腎に先立つという見解である。

　この見解について反駁したいと思う。

　もしそうなら、「四端論」の前に‘性情論’が先に出なければならない。哀怒喜楽は全体「寿世保元」の中で「四端論」条文10になって最初に登場する。哀怒喜楽が肺脾肝腎より先行する主人公ならば「四端論」の序頭に哀怒喜楽に対して予め規定し、説明するべきだという意味である。

　「拡充論」の条文1によると、哀怒喜楽に性と情の両面があるので、四つ臓の配属を明確に規定していないようである。そうだとしても、哀怒喜楽に対する四つ要素の配属が先に先行すべきだった。その規定が目安だからである。条文10に出る哀怒喜楽が生理なら，なおさらそうである。

　そして「四端論」の条文10で太陽人が先に出たらいけない。「太陽人」が出る瞬間、「太陽人」にはすでに条文1で定義した肺大肝小の意味が含まれているからである。

条文10の内容が四象人の生理であるという 見解について

　もちろん、この見解は「拡充論」の条文1の内容により強い支持を受ける。だって「拡充論」の條文1は「哀性遠散而怒情促急」あという部分だけを解説するのである。「四端論」条文10から続く「哀性遠散則気注肺」以下の部分については説明しなかった。「哀性遠散

而怒情促急」は生理と見られる。

　問題は「肺益盛」と「肝益削」に入った「益」字である。「益」とは「さらに」という意味だ。「程度や水準などが一段とひどい」ということである。したがって、「益」以前にすでに肺は旺盛であり、肝は弱まって（削って）いるという意味だ。すなわち、「益」以前に肺大肝小の状態から出発したという意味である。だから既存の見解の通り、「哀性遠散而怒情促急」の結果で、肺大肝小になったという解釈は無理であり、矛盾がある。肺大肝小が太陽人の生理なら、「肺益盛、肝益削」という状態は生理的限界を超える状態である。

　体質鍼の生理と病理の理論に「適不均衡」と「過不均衡」が出る。前者は生理であり、後者は病理である。体質鍼の治療は「過不均衡」を「適不均衡」に回復させる処置である。条文10で、「益」の以前を「適不均衡」とすれば、「益」の以後は「過不均衡」となるものである。權度杬が導出した体質鍼の理論の土台は『寿世保元』だった。

　「益」の意味を正しく規定し、糾明しなければ、条文10の内容が生理か病理かを論じられないと思う。

天理之変化と陰陽之変化

「四端論」2-4

太少陰陽之臟局短長 四不同中有一大同 天理之変化也 聖人与衆人一同也

鄙薄貪懦之心地清濁 四不同中有万不同 人欲之濶狭也 聖人与

衆人万殊也

「四端論」2-23

太少陰陽之臟局短長 陰陽之変化也

天稟之已定固無可論 天稟已定之外又有短長

而不全其天稟者 則人事之修不修 而命之傾也 不可不慎也

　太少陰陽人で肺脾肝腎の大小の区分が生じる臓理は天理である。それは聖人も衆人も差がない。臓局とは臓器の大小で形成された局面という意味である。ところが、大きい方がもっと大きくなって、小さい方がもっと小さくなる変化が生じるが、それは天理の変化であり、また陰陽の変化でもある。「肺が強ければ肝が弱まり、肝が強ければ肺が弱まる。互いにみちたり、縮小される。また交互に進んだり、退く。(肺強則肝弱、肝強則肺弱。互相盈縮、迭為進退。)」というものがあるが、これが陰陽の拮抗である。

　鄭容在は「四象医学は人稟の臓理に対した研究である」としたが、そのように定義することは平面的すぎると考える。「体質医学は内臓の具体的な関係性と実現性に関した研究」だからである。

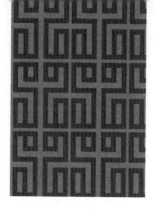

「四端论」的概要

「四端论」是关于"肺脾肝肾"和"哀怒喜乐"的论篇。是受到"哀怒喜乐"影响的四象人论。用"肺脾肝肾"说明脏理，用"哀怒喜乐"来说明性情。「四端论」由26个条文构成。

「性命论」的条文1和2中，规定了"天机"和"人事"的"有四"。同时「四端论」的条文1和2中，提出了"有四不同"。作为人的脏理，规定了太少阴阳人。通过"心欲"来定义了"鄙薄贪懦人"。分为四个种类的四象人的脏理有四种不同。先提示了四象人的脏理，然后通过"喜怒哀乐"对生命的实际生理和病理做了说明。

太少阴阳人的另一名称，即"鄙薄贪懦人是"按照"心欲"的不同而区分的。"四德"，即"仁义礼智"包含着道德性原理(好善/恶恶)的所在就是"肺脾肝肾"。"肺脾肝肾"是"脏"的"四端"。按照"心欲"来放弃道德性原理就会成为"鄙薄贪懦人"。四象人的脏腑大小，即脏理是天禀的，与自己的努力无关。圣人或众人没有例外，具有同一条件。

可以认为，这里的「四端论」是对于《中庸》1章中出现的"喜怒哀乐之未发谓之中发而皆中节谓之和"的东武李济马式的解释。"哀

怒喜乐"的"顺动"是生理性的，"逆动(暴浪)"是病理性的。"哀怒喜乐的中节"是「四端论」的结论。

「四端论」的整体构成与下表一样。

「四端论」的构成

条文	主题	内容
1, 2	脏理和心欲	太少阴阳人和鄙薄贪懦人的命名
3~7	心和肺脾肝肾	伍脏的役割 / 天理和人欲 / 脏的四端
8	浩然之气 浩然之理	浩然之氣出于肺脾肝肾 浩然之理出于心
9	圣人之心 无欲	条文6解説
10	四象人的脏局	脏理和性情
11, 12	肺脾肝肾的气和机能	肺肝 呼吸 / 脾肾 纳出
13, 14	哀怒喜乐气的性质	哀怒 上升 / 喜乐 下降
15, 16	哀怒喜乐的顺动和逆动	生理和病理 / 在不足的部分发生问题
17	逆动的事例	怒伤肝/喜伤脾/哀伤肾/乐伤肺
18	四象人的戒	一定要注意避免的性/情的原则 / 性极动情
19	知人的重要性	《书经》引用文/知人诚伪
20	知人的困难性	对条文19的注解/行身不诚 知人不明
21	好善和恶恶的偏急	条文20的意义扩张
22	哀怒喜乐的机制	哀怒相成 喜乐相资/性极动情
23	天禀已定之外 又有短长	人事之修不修 命之倾
24	哀怒喜乐的逆动	指导者的社会影响力
25	四象人的恒戒	「四端论」全体内容的缩约(整理)
26	喜怒哀乐的中节	对于《中庸》1章的东武公式的解释

「四端论」的进行

"四端论"由26个条文构成，大体上可分为四部分。

从条文1到9说明了"脏理"和"心欲"。通过对比圣人的无欲和众人的有欲来强调"心欲"。从条文10到18是四脏的机能和"哀怒喜乐"的影响。从条文19到21强调了"知人"的重要性。如果不能恰当地"知人"而使得不能准确地"官人"的话，"天下事"的"哀怒"和"喜乐"必定变得"必烦"。从条文22到26是补充和强调。同时，作为结论，说明了贯穿"四端论"整体的主题，即"喜怒哀乐的中节"。

在"四端论"中最重要的问题是第十条。这条的内容到底是生理还是病理，还有"哀怒喜乐"是否先于"肺脾肝肾"。就是这样。

四端

在儒学中，四端是恻隐之心，羞恶之心，辞让之心，是非之心的四种感情，是各自从仁义礼智的本性出发而产生的感情。四种的端绪意味着具有产生善的可能性的初始状态。它出自于《孟子》的「公孙丑篇」。

东武公虽然借用了《孟子》中的四端，但是我认为在「四端论」中，并没有只局限于和仁义礼智的关联。"生命体出现的四种属性"可看作是在广义上的应用。即作为人，四端是太少阴阳人，按照太少阴阳人的心欲而区分为鄙薄贪懦人。脏的四端是肺脾肝肾，感情的四端可看作是哀怒喜乐。

所以《寿世保元》的「四端论」可以定义为通过肺脾肝肾和哀怒喜乐的四象人论。

鄙薄贪懦人

「四端论」2-2

人趋心欲 有四不同

弃礼而放纵者 名曰鄙人 弃义而偷逸者 名曰懦人

弃智而饰私者 名曰薄人 弃仁而极欲者 名曰贪人

东武公在「四端论」条文1中，对太少阴阳人定义后，接着在条文2中定义了鄙薄贪懦人。条文1是按照脏理的分类，条文2是根据欲心而分的。

鄙薄贪懦人是四象人的另一种名称。可以认为是四象人在掉到最底层的水准时，表现出的态度。因为心欲，四象人从各自由自身最薄弱的部分中，抛弃了礼仪，即抛弃了仁义礼智的状态。

鄙人作为太阳人的别称，是行动上卑鄙的人。抛弃了礼仪而放纵的人（弃礼而放纵者）。无视社会的礼仪凡节和美风良俗，按自己的方式行动而没有节制。

薄人作为少阳人的别称，是轻薄的人。抛弃了智慧而修饰自己的人（弃智而饰私）。光会用嘴说，注重外在表现，喜欢吹嘘而把周围弄得一团糟。

贪人作为太阴人的别称，是贪欲旺盛的人。抛弃了仁义而只追求

贪欲的人（弃仁而极欲者）。不会同情别人而只执着于物质或权势的贪欲。

懦人作为少阴人的别称，是懒弱者，胆小鬼。抛弃了义气只追求容易的，有安全感的（弃义而偷逸者）。为了眼前的安逸，与现实妥协，有不管怎样都要活得容易的懒弱。

总之作为人，如何调理自己的心欲而生活是东武公在《寿世保元》中始终一贯强调的。

心脏的位置

「四端论」2-3

五脏之心中央之太极也 五脏之肺脾肝肾四维之四象也

东武公在「四端论」条文3中说明了心脏的位相。肺脾肝肾是四个方向，心脏是中央的太极。中央和四个方向（四维）的意义应该好好记住。有人认为，心脏也被看作是比肺脾肝肾更高的上位概念"就像是控制塔(Control Tower)的作用"。就像圆形监狱(Panopticon)的监视塔一样。

我至今还不能下结论，到底心脏和肺脾肝肾处于同等位置，还是心脏比肺脾肝肾处于更高的上位水平。但是我是先学习了8体质论，然后涉猎于四象医学中，所以我理解为心脏分别和肺，脾，肝，肾各自对应，来充当均衡者的作用。即要调整和东西南北的肺脾肝肾的均衡，各自相对应的话，心脏当然要在中央。目前，我认为在这里，在"中央之太极"的意义上，东武公是这样想的。

同时，可以认为心脏被称作太极具有重要意义。我认为这是要埋下心脏重要性的伏笔。我推测这个主题是权度杬在1983年完成的关于生命和宇宙的论说「火理」发展的起源。心脏被看作太阳，并通过心脏来延续生命的根源。

权度杬在1958年，经历了'蠡沟穴'之后，认真投入了建立体质针体系的工作中。但是要构建体质针的补泻理论的话，仅凭肺脾肝肾这四脏的大小是不够的。要使用自己准备拿来用的舍岩针法的脏腑虚实补泻体系的话，从新回归到五行。啊哈！需要心脏的位置。

借用自律神经理论，首先分为交感神经紧张型和副交感神经紧张型。所以规定了副交感神经紧张型是心脏活动性的，交感神经紧张型与之相反。所以副交感神经紧张型的心脏又大又强，交感神经紧张型的心脏又小又弱。

太阴人和少阳人是副交感神经紧张型，太阳人和少阴人是交感神经紧张型。在1965年出版的体质针"一版论文"中，称太阳人是金象人(Hespera)，少阴人是水象人(Mercuria)，太阴人是木象人(Jupita)，少阳人是土象人Saturna)。意味着太阳人与金星相似的人，少阴人和水星相似的人，太阴人和木星相似的人，少阳人和土星相似的人。

太阳系中以地球为基准，金星和水星在地球之前和太阳接近，木星和土星和太阳较远。所以权度杬认为木星和土星，本身自体能量强，活动性相对更好。所以木星人和土星人被设定为心脏活动性好（心大心强），是副交感神经紧张型。并且金象人和水象人成为了交感神经紧张型，心脏又小又弱。

像这样组成的四象人8病证(病证syndrome)的脏器大小于1962年9月

7日脱稿，收录于体质针的第一篇论文。

「62 论文」的 内脏构造

Viscera	So-Um Figure	So-Yang Figure	Tae-Um Figure	Tae-Yang Figure
The liver viscera	strong	weak	extra-strong	extra-weak
The heart viscera	weak	strong	strong	weak
The pancreas viscera	extra-weak	extra-strong	weak	strong
The lung viscera	moderate	moderate	extra-weak	extra-strong
The kidney viscera	extra-strong	extra-weak	moderate	moderate

N.B. The heart viscera consists of heart and small intestine.

以后，权度杬设定的内脏构造更有两次变化。它正式报道于「1版
论文」和「营养学会论文」。

8体质内脏构造的变化

「62 论文」1962. 9.			「1次 论文」1965. 10.		「营养学会 论文」1985.	
太阳	肺>胰>肾>心>肝	HI	大肠>膀胱>胃>小肠>胆	金阴	大肠>膀胱>胃>小肠>胆
	金>土>水>火>木	HII	肺>胰>心>肾>肝	金阳	肺>胰>心>肾>肝
少阳	胰>心>肺>肝>肾	SI	胃>大肠>小肠>胆>膀胱	土阴	胃>大肠>小肠>胆>膀胱
	土>火>金>木>水	SII	胰>心>肝>肺>肾	土阳	胰>心>肝>肺>肾
太阴	肝>心>肾>胰>肺	JI	肝>心>肾>胰>肺	木阳	肝>肾>心>胰>肺
	木>火>水>土>金	JII	胆>小肠>膀胱>胃>大肠	木阴	胆>小肠>胃>膀胱>大肠
少阴	肾>肝>肺>心>胰	MI	肾>肝>肺>心>胰	水阳	肾>肺>肝>心>胰
	水>木>金>火>土	MII	膀胱>胆>大肠>小肠>胃	水阴	膀胱>胆>小肠>小肠>胃

脏理和心欲

「四端论」2-1

人禀脏理 有四不同

肺大而肝小者 名曰太阳人 肝大而肺小者 名曰太阴人

脾大而肾小者 名曰少阳人 肾大而脾小者 名曰少阴人

「四端论」2-2

人趋心欲 有四不同

弃礼而放纵者 名曰鄙人 弃义而偸逸者 名曰懦人

弃智而饰私者 名曰薄人 弃仁而极欲者 名曰贪人

东武公在「四端论」的条文1和2中，按照脏理和心欲的区别点（有四不同），把太少阴阳人和鄙薄贪懦人进行强烈对比，鲜明地揭露了「四端论」的主题是"仁义礼智"。鄙薄贪懦作为对四象人四德的配属，也是用自己的方式表现了对《孟子》的仁义礼智的叙述之意。

「性命论」的条文1和2中，对天机和人事的提示与此是同一构成。

中央之太极和火理

「四端论」2-3

五脏之心中央之太极也 五脏之肺脾肝肾四维之四象也

东武公的学问基础是孔孟的儒学。东湖权度杬的基础是基督教的

创造论。

权度杭的8体质论又是火论，因为它具有独特的生命理论之火理的基础。我认为权度杭的火论是出发于东武公「四端论」条文3中，言及"心中央之太极也"的部分。权度杭把这部分用基督教的生命论进行变形，而促使了8体质中独特的生命论之火理的诞生。在火理中，说明了作为宇宙生命根源的宇宙原因火，它和创造主是同一意义。

身体内的太阳

「四端论」2-2

人趋心欲 有四不同

弃礼而放纵者 名曰鄙人 弃义而偷逸者 名曰懦人

弃智而饰私者 名曰薄人 弃仁而极欲者 名曰贪人

「四端论」2-3

五脏之心中央之太极也 五脏之肺脾肝肾四维之四象也

「四端论」2-18

太阳人 有暴怒深哀 不可不戒

少阳人 有暴哀深怒 不可不戒

太阴人 有浪乐深喜 不可不戒

少阴人 有浪喜深乐 不可不戒

东武公在《寿世保元》中一直在对使四象人虚弱的要素进行警戒。「性命论」中出现了邪心和怠心，必须要"存其心"，"责其心"。

「四端论」中把心欲分为鄙薄贪懦，说明了哀怒喜乐的暴浪。即维持健康的捷径是节制欲心，遵守哀怒喜乐的中节。

癌是客人吗？本质很坏的客人吗？所以阻挡，驱逐，谩骂，诅咒，尖叫，这样也不行的话能够解除吗？这样做算是成功吗？提到了生成癌的各种致癌物质，也出现了病毒是原因的主张。

只要是有认知的人不管是谁都知道，所有的生命体的结局都是死亡。但是没有人愿意在生活的时候想起这个事实。癌症是死亡的传令和执行官。

但癌症不是客人。是另一个自我。是我的另一个模样。完全是欲望的集结体（趋心欲），是我的感情无所顾忌滥用（哀怒喜乐的暴浪）的结果。这时，癌症是和死亡相亲近的我的身体。还有看着这些，和生命更亲近的我。和死亡亲近的身体更强的话就是死，和生命这边更靠近的话还可以坚持。如果有想往生命这边坚持的意志和希望话，总归要回到欲心和喜怒哀乐中。

我要活的话能活多久。不管怎样吃得好而死的话就是好事。快点给我把杀虫药拿来。在油管（YouTube）里有吃了这个药而治愈的影像。没有保险优惠，这个抗癌药太贵，动摇了我们家的经济基础。我现在非常疼痛和痛苦，你们能知道吃抗癌药有多辛苦？掉头发啊，你们看看。所以我只能对你们发泄烦恼，发脾气。这样生活算活着吗，这样活着干嘛？

也有人接到癌症通知就抛弃一切，进入深山从而摆脱癌症。他进入深山，全用山上的草药，山上的食物原料和吃山上的发酵食物而治愈了，想要如此相信的人有很多。因为他想要这样相信。可悲的

是，有些事实连他自己，甚至是出版了他的"山药草战胜癌症"一书的出版社也不知道。

太阳系中，所有生命体的生命源泉是太阳。同时心是身体的太阳。（五脏之心，中央之太极也）

通过著名的医生，卓越的处治，精密的手术方法，有效的抗癌成分，昂贵的药物来维持的局限是分明的。如果我自己能从在这段时间产生的虚无妄想，无尽的欲望和对别人的嫉妒忿怒里回头看的话，可以知道的话，真的可以这样的话，才能改变心性。才可以使心性，态度和方式转换。事实上，如果这一瞬间到来的话，就如翻手一样是一件非常简单的事。那么我身体中的太阳就会照耀着向生命这边靠拢的地方。

脏局和天禀

「四端论」2-10

太阳人 哀性远散而怒情促急 哀性远散则气注肺而肺益盛 怒情
促急则气激肝而肝益削 太阳之
脏局 所以成形于肺大肝小也

「四端论」2-23

太少阴阳之脏局短长 阴阳之变化也 天禀之已定固无可论 天禀
已定之外又有短长 而不全其天
禀者则人事之修不修 而命之倾也不可不慎也

「扩充论」3-1

太阳人 哀性远散而怒情促急

《四象初本卷》原人 1-11

太阳人 哀性阔散而怒情促急 哀性阔散则气注肺而肺益壮 怒情
促急则气激肝而肝益削 太阳人 肺实肝虚者 此之故也

在四象医学界中，认为「四端论」条文10和「扩充论」条文1合并
起是对"四象人的脏局形成原理"进行说明的条文。

1997年，发行了由全国韩医科大学的四象医学教研室共同编著的
公认教材《四象医学》。在这本书的第103页，以"脏腑大小的决定
和性情的作用"为标题，记述了"李济马在四端论中，关于性情的
作用对于四象人脏腑大小产生的影响的说明如下。(2-10)"并在扩充
论中说明了"太阳人的哀性远散是～所属脏器肺更加旺盛，太阳人
的怒情促急是～使肝更加削弱。"

这是从李乙浩和洪淳用于1973年共同翻译，寿文社出版的《四象
医学原论》中继承的认识。在这本书的第45页中，对条文10的解释
的时候，李乙浩写到"这个句子展示了四象人的脏局依据喜怒哀乐
的性情而形成。四象人的脏腑，哪怕由天理的变化而形成，脏局也
是因为哀怒喜乐性情的作用而形成的。也就是说性情是作为脏局形
成的决定性条件。"

《四象医学原论》是1970年设立的四象医学会在学会立场上计划
的书，这一认识到1997年的四象体质医学会为止，持续了近30年。
以后在《四象医学》中相应的内容也没有修正，直到现在都牢牢地

保持着可以视为学界的公认看法。

在1997年，四象医学会接到并影印出版了韩国学中央研究院保管中的《东医寿世保元》初版本，并附上了崔炳一会长的解说。他写到"因为四象人各自的性情偏差决定了脏腑的大小，从而产生了各自不同的脏局。"

我不能认可四象医学界的见解。我想这样问一下。

"对人来说，决定脏腑的大小的过程是在何时何地发生的？比如说，是出生前还是出生后？"

有这样的回答。

"从发生学来看，不是先有喜怒哀乐然后形成脏腑的意思吗？就与人类在受精成功时，最先被给予喜怒哀乐，之后形成细胞和组织的意思相同。并且与出生以后也因为喜怒哀乐的起伏使得脏腑受到影响的意思相同。

果然有说服力吗？

"这篇文章，相对于出生前后的问题来说，来思考一下东武认为的喜怒哀乐之定义或者是有什么样的用法怎么样。"也有像这样建议迂回的人。

在2000年代初《四象初本卷》被公开，"太阳人，肺实肝虚者此之故也"被认知后，更加巩固了四象学界的见解。从文章的构成来看，因为太阳人的哀性阔散和怒情促急是原因，肺实肝虚是结果。

核心是"哀怒喜乐是否先于肺脾肝肾"。我主张《寿世保元》卷之一的四个论篇共同得是从规定或者定义开始的。在「四端论」中，以按照肺脾肝肾的脏理而产生的大小为基准首先定义了四象人。并

且到条文10中，才出现了哀怒喜乐。《寿世保元》通篇中哀怒喜乐在条文10中第一次出现。我的主张是喜怒哀乐要先于肺脾肝肾的话，那么在「四端论」中，喜怒哀乐必须要先被定义。这样顺序才正确。但是哀怒喜乐是在后面的「扩充论」中被晚一步定义的。

并且在「四端论」中提到了天禀。东武公在条文23中，提到了三次天禀。宣布了已经被天禀决定的不需要议论。那么已经被天禀决定的是什么呢？那就是太少阴阳的脏局。

我认为《四象初本卷》的肺实肝虚是在肺大肝小的脏局中，阴阳变化发生的状态。我认为在「四端论」条文10中，怎么看待在"所以形成"和"肺大肝小"之间的前置词"于"是关键。我的见解是这个字应该解释为"在～"，"从～"。这样看的话，"太阳之脏局，所以成形于肺大肝小也"的翻译是"太阳人的脏局是从肺大肝小的形成而来的"。很自然的，就可以理解了"哀性远散和怒性促急是从肺大肝小而来的"。

天禀

「四端论」2-23

太少阴阳之脏局短長 阴阳之变化也 天禀之已定固无可论 天禀已定之外又有短長 而不全其天禀者则人事之修不修 而命之倾也不可不慎也

东武公在别的地方没有写到"天禀"。在「四端论」条文23中，集

中地出现了三次就是全部。所以这条文的关键词就是天禀。

在这个条文中最重要的部分是"天禀之已定固无可论"。这表示了已经被天禀决定的不需要议论。那么已经被天禀决定了的是什么。那就是太少阴阳人的脏局。并且脏局的短长是阴阳的变化的意思。这之后，能否让天禀保全的是在于人事的修不修。因于此，强调了命可能会倾覆所以必须要小心。

以「四端论」中出现的内容为基础试着编了一段话。人得到了脏的理致。脏的理致有四个，并各自不同。肺大肝小的人是太阳人。太少阴阳人按脏的形态的长短有四种不同，其中相同的只是天理的变化。太少阴阳人的脏局长短是阴阳的变化。已经被天禀决定了的真的不需要议论，除了已经被天禀决定之外，还有长短。能否让天禀保全的是在于人事的修不修。因于此，命可能会倾覆所以必须要小心。

肺大肝小是天禀。那么这就是太阳人。因为是肺大肝小的天禀，肺大肝小的原因没有可议论的。在肺大肝小的状态中，因为按照阴阳的变化（拮抗）而产生了脏局。大脏变长，小脏变短。这样在天禀中，发生的变化状态或者情况就是脏的形态局面。除了被天禀决定的以外，因为按照短长的变化而不能使天禀保全的情况是后天的人事问题。

对于喜怒哀乐比肺脾肝肾先行的见解

在四象医学界中，认为「四端论」条文10和「扩充论」条文1合起来说明了"四象人的脏局形成原理"。这是哀怒喜乐先于肺脾肝肾的

见解。

我对于这种见解进行反驳。

果然如此的话，"性情论"必须要在「四端论」前面出现。哀怒喜乐是在《寿世保元》全文直到「四端论」条文10中才第一次出现。如果哀怒喜乐是比肺脾肝肾更早出场的主人公的话，那么在「四端论」的序头中，就先应该对于哀怒喜乐进行规定和说明。

依据「扩充论」条文1，哀怒喜乐有性和情两面，没有明确规定四脏配属的意思。即使如此，对哀怒喜乐来说，应该要先进行四要素的配属。因为这种规定就是基准。如果条文10中出现的哀怒喜乐是生理的话，就更该如此。

同时「四端论」条文10中，不能先出现太阳人。因为太阳人出现的瞬间，太阳人已经具有在条文1中定义的肺大肝小的意味。

对于条文10的内容是四象人生理的见解

当然，这种见解因为「扩充论」条文 1的内容而被强烈支持。但是「扩充论」条文1，只是对于"哀性远散而怒情促急"部分的解释。在「四端论」条文10中，接着对于"哀性远散则注肺"以下部分没有说明。"哀性远散而怒情促急"可看作是生理。

问题是在肺益盛和肝益削中的益。益是"更加"的意思。是"在程度或者水准上更上一层"。所以在"益"之前已经有肺盛肝削的意思。即"益"之前，是从肺大肝小的状态中出发的意思。所以按照已有的见解作为"哀性远散而怒情促急"的结果是形成了肺大肝小的解

释是无理和矛盾的。如果肺大肝小是太阳人生理的话，肺益盛，肝益削的状态是过度的生理状态。

在体质针的生理和病理理论中，诞生了"适不均衡"和"过不均衡"。前者是生理，后者是病理。体质针治疗是"过不均衡"向"适不均衡"的复归措施。条文10中，如果"益"之前是"适不均衡"的话，"益"之后就是"过不均衡"了。权度杭导出的体质针理论的基础是《寿世保元》。

我认为如果不能正确规定和纠正明确"益"的意义，就不能讨论条文10的内容到底是生理还是病理。

天理之变化和阴阳之变化

「四端论」2-4

太少阴阳之脏局短長 四不同中有一大同 天理之变化也 圣人与众人一同也

鄙薄贪懦之心地清浊 四不同中有万不同 人欲之阔狭也 圣人与众人万殊也

「四端论」2-23

太少阴阳之脏局短长 阴阳之变化也

天禀之已定固无可论 天禀已定之外又有短长

而不全其天禀者 则人事之修不修 而命之倾也 不可不慎也

在太少阴阳人中，产生肺脾肝肾大小区分的脏理是天理。这在圣

人或者众人中没有差别。脏局的意思是脏器的大小形成的局面。但是会产生大的脏器变得更大，小的脏器变得更小的变化，这是天理的变化也是阴阳的变化。肺变强的话肝就变弱，肝变强的话肺就变弱。（肺强则肝弱，肝弱则肺强）相互充盈，缩小，交替进退。（互相盈缩，迭为进退）这就是阴阳的拮抗。

郑容在说"四象医学是对于人禀脏理的研究"，我认为这样的定义太平面化了。因为"体质医学是对于脏理的具体的关系性和实现性的研究。"

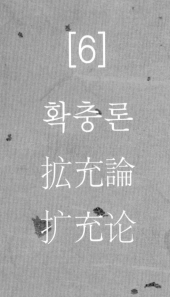

[6]

확충론
拡充論
扩充论

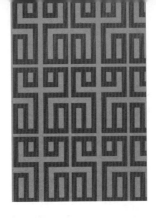

「확충론」의 개요

「확충론」이란 이름은 「성명론」과 「사단론」을 확장해서 보충하는 논편이라는 뜻이다. 17조문으로 구성되어 있다. 「성명론」의 천·인·성·명(天.人.性.命)이 「사단론」의 태소음양인(太少陰陽人)과 결합했다.

　구체적으로 「확충론」은 성정론이다. 「확충론」이 성정론인 것은 조문 1에서 사상인의 애노희락(哀怒喜樂)을 성(性)과 정(情)으로 나누어 규정하고 있기 때문이다. 사상인의 애노희락은 기모조보(欺侮助保)에 대한 반응이라고 함축하여 정의했다.

　그리고 조문 1에서 사상인의 애노희락을 성과 정으로 규정한 원리가 논편 전체에 적용되고 있다. 성은 이목비구에 천기의 요소가, 정에는 폐비간신에 인사의 요소가 적용된다. 성의 요소에서는 태양인과 태음인이, 그리고 소양인과 소음인이 대응하면서 비교되고, 정의 요소에서는 태양인과 소음인, 그리고 소양인과 태음인이 대비된다.

　조문 5는 폐비간신의 능(能)과 불능(不能)을 말한 조문 3을 이어서 부연하는 내용이다. 애노희락의 폭(暴)과 낭(浪)을 말했다. 그러면서 조문 6에서 중간결론 삼아서 사상인의 능과 불능이 편소지장(偏小之

臟)을 더 상(傷)하게 하는 기전을 설명했다

「확충론」의 전체적인 구성은 아래 표와 같다.

「확충론」의 구성

조문	주제	내용
1	사상인의 천기와 인사 부분에서 능과 불능이 장기에 미치는 기전	사상인의 性과 情에 관한 규정
2		사상인 이목비구의 능과 불능
3		사상인 폐비간신의 능과 불능
4		조문 2의 부연 / 사상인의 대소가 유지되는 기전
5		조문 3 부연 / 애노희락의 暴浪
6		사상인의 능과 불능이 偏小之臟을 더 傷하게 하는 기전
7	사상인의 성기와 정기	사상인의 성기 특징
8		조문 7 설명 / 自反
9		사상인의 정기 특징
10		조문 9 설명
11	사상인의 성과 지	사상인이 잘 하는 기본적인 자질
12	사상인의 정과 행(인사)	태양인의 交遇와 黨與
13		소음인의 黨與와 交遇
14		소양인의 事務와 居處
15		태음인의 居處와 事務
16	사상인과 지와 행	사상인의 頷臆臍腹과 驕矜伐夸 그리고 知
17		사상인의 頭肩腰臀과 奪侈懶竊 그리고 行

성과 정

「확충론」 3-1

太陽人 哀性遠散而怒情促急

哀性遠散者 太陽之耳察於天時 而哀衆人之相欺也 哀性非他
聽也

怒情促急者 太陽之脾行於交遇 而怒別人之侮己也 怒情非他
怒也

少陽人 怒性宏抱而哀情促急

怒性宏抱者 少陽之目察於世會 而怒衆人之相侮也 怒性非他
視也

哀情促急者 少陽之肺行於事務 而哀別人之欺己也 哀情非他
哀也

太陰人 喜性廣張而樂情促急

喜性廣張者 太陰之鼻察於人倫 而喜衆人之相助也 喜性非他
嗅也

樂情促急者 太陰之腎行於居處 而樂別人之保己也 樂情非他
樂也

少陰人 樂性深確而喜情促急

樂性深確者 少陰之口察於地方 而樂衆人之相保也 樂性非他
味也

喜情促急者 少陰之肝行於黨與 而喜別人之助己也 喜情非他
喜也

〈수세보원〉의 「확충론」은 성정론이다. 왜냐하면 동무 공은 「확충론」에서 성과 정을 나누어서 규정하고 있기 때문이다. 〈수세보원〉 전체에서 애노희락이라는 용어는 「사단론」 조문 10에 처음 등장한다. 그리고 「확충론」 조문 1에서 애노희락이 성과 정으로 나뉘어서 정의된다. 기본적으로 사용되는 용어는 애노희락으로 동일하지만, 성과 정으로 나눌 때는 다른 규정이 필요하고, 이것이 「확충론」 조문 1의 의미인 것이다.

간단하게 말한다면 애노희락은 다른 사람들의 기모조보에 대한 나의 느낌과 반응이다. 즉 사상인에게 애노희락의 성(性)은 사람들이 서로 속이고, 업신여기고, 돕고, 보살피는 것에 대한 감응이며, 노애락희(怒哀樂喜)의 정(情)은 다른 사람이 나를 직접 업신여기거나, 속이거나, 보살피거나, 돕는 것에 대한 즉각적인 반응이라는 것이다.

태양인은 애성과 노정으로 규정했다. '태양인은 애성은 원산하고 노정은 족급하다.' 중간에 늘어산 발이을 이(而)의 의미는 and이나. 양쪽이 대등하다.

성은 사상인이 각각 가장 잘 할 수 있는 범주(관심 혹은 공감)에서 발현하는 감성이다. 사상인의 특징과 특성이 가장 잘 발휘되는 범주와 가장 기본적인 감성으로, 천기(天機)의 요소를 받아들일 때 직접적인 개입과 충돌이 없는 객관적인 감성이다. 객관적이기 때문에 감성에 여유가 있다. 즉, 태소음양인에게 각각 애.노.희.락.이 대표적인 감성이라는 것이다.

정은 상대와 직접 접촉하면서 발생하는, 즉각적으로 직접 표출하는 감정이다. 사상인은 인사(人事)에서 각각 능(能)한 부분에서 직접적이고 즉각적으로 감정을 표출한다. 촉급이란 나쁜 의미가 아니다. 반응이 즉각적이라는 뜻이다. 상대(別人)를 향해서 직접 표출되고 빠른 반응이다. 그런 감정이다. 즉 다른 사람과 부딪치면서 발생하는 요소들이다.

애성원산(哀性遠散)과 노정촉급(怒情促急)을 대구로 구성하고 설명을 병렬한 것은 성과 정의 규정이 별개라는 의미이다. 애노희락의 성과 정을 사상인에 배속했는데, 성에서는 애노희락의 순서이고 정에서는 노애락희의 순서이다. 왜 정에서는 그런 순서가 되어야 하는지 의문을 품거나 그 원리를 깨치려고 애쓸 필요는 없다. 이것은 동무 공의 규정이기 때문이다. 애노희락의 성과 정을 그렇게 규정하겠다는 것이다.

사장대소

「확충론」 3-4

太陽之脾 能勇統於交遇 而太陽之肝 不能雅立於黨與

少陰之肝 能雅立於黨與 而少陰之脾 不能勇統於交遇

少陽之肺 能敏達於事務 而少陽之腎 不能恒定於居處

太陰之腎 能恒定於居處 而太陰之肺 不能敏達於事務

「확충론」 3-5

太陽之怒能勇統於交遇 故交遇不侮也 太陽之喜不能雅立於黨

與 故黨與侮也

是故太陽之暴怒 不在於交遇而必在於黨與也 少陰之喜能雅立
於黨與 故黨與助也

少陰之怒不能勇統於交遇 故交遇不助也 是故少陰之浪喜 不
在於黨與而必在於交遇也

少陽之哀能敏達於事務 故事務不欺也 少陽之樂不能恒定於居
處 故居處欺也

是故少陽之暴哀 不在於事務而必在於居處也 太陰之樂能恒定
於居處 故居處保也

太陰之哀不能敏達於事務 故事務不保也 是故太陰之浪樂 不
在於居處而必在於事務也

「확충론」조문 5는, 폐비간신의 능과 불능을 말한 조문 3에 이어
서 부연하는 내용이다. 애노희락의 폭(暴)과 낭(浪)을 말했다. 그러
면서 조문 6에서 중간결론 삼아서 사상인의 능과 불능이 편소지장
(偏小之臟)을 너 상(傷)하게 하는 기전을 설명했다.

조문 4와 5를 함께 보면, 태양인은 애성(哀性)과 노정(怒情)이 강
하고, 희성(喜性)과 낙정(樂情)이 약하다는 사실을 도출해 낼 수 있
다. 태양인의 성정에 관한 기본적인 설정이다. 그런데 여기에 비밀
이 숨어 있다. 동무 공은「사단론」에서 태양인과 태음인의 폐와 간,
소양인과 소음인의 비와 신에 관한 대소만을 밝혀놓았다. 그리고
중간에 들어가야 할, 즉 태양인과 태음인의 비와 신, 그리고 소양인
과 소음인의 폐와 간의 대소에 관한 내용을 여기 조문 5에 숨겨 놓
은 것이다.

태양인은 폐대(肺大)하여 애성원산(哀性遠散)한다. 그리고 노정촉급(怒情促急)한 것으로 역으로 추리하면 비대(脾大)가 된다. 그러면 자연히 신(腎)은 작은 쪽이 된다. 태양인은 폐〉비〉신〉간의 순서가 성립하는 것이다. 태양인의 경우를 참고하여 도출한 태소음양인의 사장(四臟) 대소(大小)를 아래 표에 표시하였다.

〈수세보원〉의 사장 대소

사상인	대	소
태양인	폐 비	신 간
태음인	간 신	비 폐
소양인	비 폐	간 신
소음인	신 간	폐 비

애와 노

「확충론」 3-1

太陽人 哀性遠散而怒情促急

哀性遠散者 太陽之耳察於天時 而哀衆人之相欺也 哀性非他
聽也

怒情促急者 太陽之脾行於交遇 而怒別人之侮己也 怒情非他
怒也

少陽人 怒性宏抱而哀情促急

怒性宏抱者 少陽之目察於世會 而怒衆人之相侮也 怒性非他

視也

哀情促急者 少陽之肺行於事務 而哀別人之欺己也 哀情非他
哀也

「확충론」 조문 1에서 소양인과 태양인 부분은 애와 노에 대해서
성과 정으로 나누어 규정한 후에 설명하고 있다. 이 부분을 풀어
보자.

태양인은 사람들이 서로 속이는 것을 듣고서 슬퍼한다. 그리고 다
른 사람이 직접 자신을 업신여기면 노한다. 소양인은 사람들이 서로
업신여기는 것을 보고 노한다. 그리고 다른 사람이 자신을 속이려고
하면 슬퍼한다.

소양인은 사람들이 서로 업신여기는 것에 자기는 거기에 아무런
관계도 없는데 노하지만, 다른 사람이 직접적으로 자기를 속이는 데
에는 그저 슬플 뿐이다. 왜 그럴까. 결국 소양인은 잘 속아 넘어간다
는 뜻이나. 바꾸어 말하면 '남을 잘 속이기도 한다'도 된다. 또 태양
인은 다른 사람이 직접 자신을 업신여기면 노하는데, 바꾸어 말하면
태양인은 '남을 잘 업신여기기도 한다'도 된다.

태양인은 본디 그의 안에 업신여기려는 요소가 들어 있고, 소양
인은 속이는 속성이 있기 때문이다. 그래서 즉각적으로 잘 감지되고
쉽게 드러나기도 하는 것이다.

용지성

원지상이 엮었다고 알려지고 있는 『동의사상신편』은 1929년 1월 18일에 나왔다. 여기에 사상설을 요약한 「사상변론」이 있다. 아래의 내용이 나온다.

> 『동의사상신편』「사상변론」
> 太陽人 欲進而不欲退 龍之性
> 少陽人 欲擧而不欲措 馬之性
> 少陰人 欲處而不欲出 驢之性
> 太陰人 欲靜而不欲動 牛之性
> 「확충론」 3-7
> 太陽之性氣 恒欲進而不欲退
> 少陽之性氣 恒欲擧而不欲措
> 太陰之性氣 恒欲靜而不欲動
> 少陰之性氣 恒欲處而不欲出

이것은 「확충론」의 조문 7에서 사상인의 성기를 설명하는 내용에 있다. 여기에다 『동의사상신편』의 편집자가 용(龍), 말(馬), 나귀(驢), 소(牛)를 각각 넣은 것이다. 그런데 용은 우리가 실제로는 볼 수 없는 상상의 동물이다. 용의 성질이 일견 굳셀 것 같지만 실재하지도 않는 용의 성(龍之性)이라니 좀 애매하다. 용이 의외로 소심한 면도 있다고 누가 주장이라도 하면 어쩔 것인가.

그리고 「사상인변증론」 조문 5에서 우마는 태양의 성질을 가졌다고 동무 공이 말했으므로, 여기에서 말을 소양인과 소를 태음인과 연결한 것도 무리가 있다. 편집자는 소가 말보다는 상대적으로 움직임이 적고 느린 모양을 가져온 것이다. 그럼 말은 항상 들떠 있다는 뜻인가. 여기도 애매하다. 그런데다가 『동의사상신편』을 동무 공이 직접 편집했다는 견해를 가진 사상의학 전공 교수도 있다. 그는 학계에서 꽤나 중진이다.

하지만 나는 『동의사상신편』의 편집자가 「확충론」의 내용에 '위의 네 동물을 넣은 이유'로 이 의견에 반대한다. 동무 공은 그리 허술한 분이 아니기 때문이다. 설령 99곳이 맞다고 해도 1곳이 틀렸다면 그건 아닌 것이다. 〈수세보원〉 그리고 동무 공의 다른 저술을 읽을 때는, 항상 태양인인 동무 공의 생각과 태도를 염두에 두고 있어야 한다. 그런데 사상의학을 전공하는 교수조차도 종종 그 사실을 잊는 듯하다. 엉뚱하게 자신의 생각을 개입시키려고 하니 말이다. 또 하나, 동무 공이 이것을 편집할 만한 시간석 여유가 있었던가. 이에 대해서도 답해야 할 것이다.

그리고 사상의학계에서 인지도를 높게 쌓은 임상의 몇 분의 책에 네 동물과 관련한 이 내용이 별다른 고민 없이 인용되고 있는 것이, 학계의 현실을 반영하고 있는 거 같아서 매우 안타깝다.

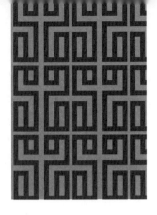

「拡充論」の概要

　「拡充論」という名称は、「性命論」と「四端論」を拡張して補充する論編であるという意味である。17個の条文で構成されている。「性命論」の天、人、性、命が「四端論」の太少陰陽人と結合した。

　具体的に「拡充論」は性情論である。「拡充論」が性情論であるのは、条文1で四象人の哀怒喜楽を性と情に分けて規定しているからである。四象人の哀怒喜楽は欺侮助保に対する反応だと含蓄して定義した。

　そして条文1で四象人の哀怒喜楽を、性と情で規定した原理が論編の全体に適用されている。性は耳目鼻口に天機の要素が、情には肺脾肝腎に人事の要素が適用された。性の要素では太陽人と太陰人が、そして少陽人と少陰人が対応しながら比較され、情の要素では太陽人と少陰人が、そして少陰人と太陰人が比較される。

　条文5は、肺脾肝腎の能と不能を述べた条文3を続いて、敷衍する内容である。哀怒喜楽の「劇甚と溢れ（暴浪）」を述べた。そうしながら条文6で中間結論として、四象人の能と不能が偏小之臓をさら

に損なうメカニズムを説明した。

「拡充論」の全体的な構造は下表の通りである。

「拡充論」の構成

条文	主題	内容
1	四象人の 天機と人事の 部分に 能と不能が 臓器に作用する メカニズム	四象人の性と情に関する規定
2		四象人の耳目鼻口の能と不能
3		四象人の肺脾肝腎の能と不能
4		条文2の敷衍 / 四象人の大小が維持されるメカニズム
5		条文3の敷衍 / 哀怒喜楽の劇甚と溢れ
6		四象人の能と不能が偏小之臓をさらに損なうメカニズム
7	四象人の 性気と情気	四象人の性気の特徴
8		条文7の説明 / 自ら反省する
9		四象人の情気の特徴
10		条文9の説明
11	四象人の性と知	四象人がよくやる基本的資質
12	四象人の 情と行(人事)	太陽人の交遇と党与
13		少陰人の党与と交遇
14		少陽人の事務と居処
15		太陰人の居処と事務
16	四象人の 知と行	四象人の頷臆臍腹と驕矜伐夸、そして知
17		四象人の頭肩腰臀と奪侈懶窃、そして行

性과 情

太陽人 哀性遠散而怒情促急

哀性遠散者 太陽之耳察於天時 而哀衆人之相欺也 哀性非他 聴也

怒情促急者 太陽之脾行於交遇 而怒別人之侮己也 怒情非他 怒也

少陽人 怒性宏抱而哀情促急

怒性宏抱者 少陽之目察於世会 而怒衆人之相侮也 怒性非他 視也

哀情促急者 少陽之肺行於事務 而哀別人之欺己也 哀情非他 哀也

太陰人 喜性廣張而楽情促急

喜性広張者 太陰之鼻察於人倫 而喜衆人之相助也 喜性非他 嗅也

楽情促急者 太陰之腎行於居処 而楽別人之保己也 楽情非他 楽也

少陰人 樂性深確而喜情促急

楽性深確者 少陰之口察於地方 而楽衆人之相保也 楽性非他 味也

喜情促急者 少陰之肝行於党与 而喜別人之助己也 喜情非他 喜也

『寿世保元』の「拡充論」は性情論である。なぜなら、東武公は「拡充論」において性と情を分けて規定しているからである。『寿世保元』で哀怒喜楽という用語は「四端論」条文10に初めて登場する。そして「拡充論」条文1で哀怒喜楽が性と情に分けて定義される。基本的に使用される用語は、哀怒喜楽に同一であるが、性と情に分けるときには、他の規定が必要であり、これが「拡充論」条文1の意味である。

　早くいえば、哀怒喜楽は他の人たちの欺侮助保に対する私の感じと反応である。すなわち、四象人に哀怒喜楽の性は、人々が互いに欺き、蔑み、助け、面倒を見ることに対する感応であり、哀怒喜楽の情は他の人が私を蔑んだり、だましたり、面倒を見たり、助けることに対する即刻的な反応だということだ。

　太陽人は哀性と怒情をもって規定した。「太陽人は哀性が遠散し、怒情が性急である(太陽人、哀性遠散而怒情促急)。」と規定した。中間に入った言葉である「而」の意味はandだ。双方が対等な関係平等である。

　性は四象人がそれぞれ最もよくできるカテゴリー(関心、または共感)から発顕する感性である。四象人の特徴と特性が最もよく表現されるカテゴリーと最も基本的な感性であり、天機の要素を受け入れる際に直接的な介入と衝突がない客観的な感性である。客観的なので感性に余裕がある。すなわち、太少陰陽人にそれぞれ哀、怒、喜、楽が代表的な感情であるということである。

　情は相手と直接接触しながら発生する、即刻的に直接表出する感

情である。四象人は人事においてそれぞれ有能な部分で直接的に、即刻的に感情を表出する。促急とは悪い意味ではない。反応が即刻的という意味である。相手に向かって直接表出され、早い反応である。そんな感情だ。すなわち、他人と揉まれて発生する要素である。

　哀性の遠散と怒情の性急が対句をなし、説明を並列させるのは性と情の規定が別物だという意味である。哀怒喜楽の性と情を四象人に配属したが、性においては哀怒喜楽の順序であり、情においては怒哀楽喜の順序である。なぜ情ではそのような順序になるべきか、疑問を抱いたり、その原理を悟ろうと努める必要はない。これは東武公の規定だからである。哀怒喜楽の性と情をそのように規定するということである。

四臓の大小

「拡充論」3-4
　太陽之脾 能勇統於交遇 而太陽之肝 不能雅立於党与
　少陰之肝 能雅立於党与 而少陰之脾 不能勇統於交遇
　少陽之肺 能敏達於事務 而少陽之腎 不能恒定於居処
　太陰之腎 能恒定於居処 而太陰之肺 不能敏達於事務
「拡充論」3-5
　太陽之怒能勇統於交遇 故交遇不侮也 太陽之喜不能雅立於党与 故党与侮也
　是故太陽之暴怒 不在於交遇而必在於党与也 少陰之喜能雅立

於党与 故党与助也

少陰之怒不能勇統於交遇 故交遇不助也 是故少陰之浪喜 不在於党与而必在於交遇也

少陽之哀能敏達於事務 故事務不欺也 少陽之楽不能恒定於居処 故居処欺也

是故少陽之暴哀 不在於事務而必在於居処也 太陰之楽能恒定於居処 故居処保也

太陰之哀不能敏達於事務 故事務不保也 是故太陰之浪楽 不在於居処而必在於事務也

「拡充論」の条文5は、肺脾肝腎の能と不能を述べた条文3を続いて、敷衍する内容である。哀怒喜楽の「劇甚(暴)」と「溢れ(浪)」を話した。条文6で中間結論として、四象人の能と不能が偏小之臓をさらに損なうメカニズムを説明した。

条文4と5を一緒に見ると、太陽人は哀性と怒情が強く、喜性と楽情が弱いという事実を導き出すことができる。太陽人の性情に関する基本的な設定である。ところがここに秘密が隠されている。東武公は「四端論」において、太陽人と太陰人の肺と肝、少陽人と少陰人の脾と腎に関して、大小のみを明らかにしている。そして中間に入るべき、すなわち太陽人と太陰人の脾と腎、そして少陽人と少陰人の肺と肝の大小に関する内容をここ条文5に隠しておくのである。

太陽人は肺大して哀性が遠散する。そして怒情が促急するものを通じて、逆に推理すると脾大となる。では、自然に腎は小さい方にな

る。太陽人は、肺>脾>腎>肝の順序が成立するのである。太陽人の場合を参考して導出した太少陰陽人の四臓の大小を下表に表示した。

〈壽世保元〉の四臓の大小

四象人	大	小
太陽人	肺 脾	腎 肝
太陰人	肝 腎	脾 肺
少陽人	脾 肺	肝 腎
少陰人	腎 肝	肺 脾

哀と怒

「拡充論」3-1

太陽人 哀性遠散而怒情促急

哀性遠散者 太陽之耳察於天時 而哀衆人之相欺也 哀性非他聽也

怒情促急者 太陽之脾行於交遇 而怒別人之侮己也 怒情非他怒也

少陽人 怒性宏抱而哀情促急

怒性宏抱者 少陽之目察於世会 而怒衆人之相侮也 怒性非他視也

哀情促急者 少陽之肺行於事務 而哀別人之欺己也 哀情非他哀也

「拡充論」の条文1で、少陽人と太陽人の部分は哀と怒に対して、性と情に分けて規定した後に説明している。この部分を解いてみよう。

　太陽人は人々が騙し合いを聞いて悲しむ。そして他の人が直接自身を見下せば怒る。少陽人は人々が侮り合うのを見て怒る。そして他の人が自分を騙そうとすると悲しむ。

　少陽人は人々が互いに見下していることに自分は何の関係もないのに怒ったりするが、他の人が直接自分を騙すのはただ悲しいだけである。なぜなのか。結局、少陽人はよく騙されるという意味である。言い換えれば、「他の人をうまく騙したりもする」ともいえる。また、太陽人は自分自身を見下すと怒ったりするが、言い換えれば、太陽人は「他の人を見下したりもする」ともいえる。

　太陽人はもとより彼の中に見下しようとする要素が入っていて、少陽人は騙す属性があるからだ。だから、即刻的によく感知されて、たやすく堳れたりもすることである。

竜之性

　元持常が編んだと知られている『東医四象新編』は、1929年1月18日に出版された。ここに四象説を要約する「四象辨論」がある。以下の内容が出る

『東医四象新編』「四象辨論」

　太陽人 欲進而不欲退 竜之性

　少陽人 欲挙而不欲措 馬之性

　少陰人 欲処而不欲出 驢之性

　太陰人 欲静而不欲動 牛之性

「拡充論」3−7

　太陽之性気 恒欲進而不欲退

　少陽之性気 恒欲挙而不欲措

　太陰之性気 恒欲静而不欲動

　少陰之性気 恒欲処而不欲出

　これは「拡充論」条文7において四象人の性気を説明する内容に
出る。さらに、『東医四象新編』の編輯者が竜、馬、驢、牛をそれぞ
れ入れたものである。しかし竜は私たちが実際では見られない想像
の動物だ。竜の性質は一見強そうだが、実在しない竜の性だとはち
ょっとあいまいだ。竜が意外に小心な面もあると誰かが申し立すて
ればいかにするのか。

　そして「四象人辨糯正論」の条文5において、「牛馬は太陽の性質を持
つ」と東武公がいっているので、ここで牛を太陰人と、馬を少陽人と
結びつけたものも無理がある。編輯者は牛が馬よりも相対的に動きが
少なく、遅い動物だからこう言ったのである。では、馬はいつも浮き
立っているという意味だろうか。これもあいまいである。そのうえ
に、『東医四象新編』を東武公が直接編輯したという見解を持つ四象

医学専攻の教授もある。彼は学界でかなり重鎮である。

　しかし、私は、『東医四象新編』の編輯者が「拡充論」の内容に「上記の四つ動物を入れた理由」というこの意見に反対する。東武公はあまり疎かな方ではないからだ。よしんば99ヵ所が合っても1ヵ所でも間違ってたらそれは違う。『寿世保元』と東武公の他の著述を読むときには、常に太陽人である東武公の考えと態度を念頭に置いていなければならない。しかし四象医学を専攻する教授さえもしばしばその事実を忘れているようである。あらぬ自身の考えを介入させるようとするのである。今一つ、東武公がこれを編輯むほどの時間的なゆとりがいたのか。それに対しても返答するべきことだ。

　そして四象医学界で認知度を高める臨床医の数分の本に、この四つ動物と関連するこの内容がなんの悩みもなく引用されていることが、学界の現実を反影しているようだから非常に残念である。

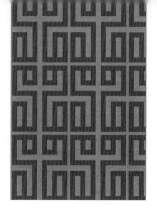

「扩充论」的概要

「扩充论」的名称是对「性命论」和「四端论」扩张并补充的论评之意。由17个条文构成。把「性命论」的天，人，性，命和「四端论」的太少阴阳人结合起来了。

具体的来说，「扩充论」是性情论。「扩充论」是性情论，是因为在条文1中，规定了用性和情来区分四象人的哀怒喜乐。四象人的哀怒喜乐压缩归纳定义为对于欺侮助保的反应。

同时条文1中，四象人用性和情规定的哀怒喜乐的原理应用于论篇全文。性作用于耳目鼻口中天机的要素，情作用于肺脾肝肾中人事的要素。性的要素中，把太阳人和太阴人，同时把少阳人和少阴人对应起来比较，情的要素中，把太阳人和少阴人，同时把少阳人和太阴人对比。

条文5是对条文3说明的肺脾肝肾的能和不能的补充内容。说明了哀怒喜乐的暴和浪。像这样条文6中，作为中间结论，说明了四象人的能和不能是使偏小之脏更加损伤的机制。

「扩充论」的整体构成和下表相同。

「扩充论」的构成

条文	主题	内容
1	四象人的天机和人事部分中,能和不能对脏器的影响机制	对四象人的性和情的规定
2		四象人耳目鼻口的能与不能
3		四象人肺脾肝肾的能与不能
4		条文2的附言/维持四象人的大小的机制
5		条文3的附言/哀怒喜乐的暴浪
6		四象人的能与不能是使偏小之脏更加损伤的机制
7	四象人的性气和情气	四象人的性气特征
8		条文7的说明/自反
9		四象人的情气特征
10		条文9的说明
11	四象人的性和知	四象人擅长的基本资质
12	四象人的情和行（人事）	太阳人的交遇和党与
13		少阴人的党与和交遇
14		少阳人的事务和居处
15		太阴人的居处和事务
16	四象人与知和行	四象人的颔臆脐腹和骄矜伐夸以及知
17		四象人的头肩腰臀和夺侈懒窃以及行

性和情

「扩充论」3-1

太阳人 哀性远散而怒情促急

哀性远散者 太阳之耳察于天時 而哀众人之相欺也 哀性非他

听也

怒情促急者 太阳之脾行于交遇 而怒别人之侮己也 怒情非他
怒也

少阳人 怒性宏抱而哀情促急

怒性宏抱者 少阳之目察于世会 而怒众人之相侮也 怒性非他
视也

哀情促急者 少阳之肺行于事务 而哀别人之欺己也 哀情非他
哀也

太阴人 喜性广张而乐情促急

喜性广张者 太阴之鼻察于人伦 而喜众人之相助也 喜性非他
嗅也

乐情促急者 太阴之肾行于居处 而乐别人之保己也 乐情非他
乐也

少阴人 乐性深确而喜情促急

乐性深确者 少阴之口察于地方 而乐众人之相保也 乐性非他
味也

喜情促急者 少阴之肝行于党与 而喜别人之助己也 喜情非他
喜也

　　《寿世保元》的「扩充论」是性情论。因为东武公在「扩充论」
中，规定区分性和情。《寿世保元》中，哀怒喜乐这一用语在「四端
论」条文10中第一次出现。同时「扩充论」条文1中，定义了把哀怒
喜乐区分成性和情。虽然作为基础使用的用语是同一的哀怒喜乐，

分为性和情的时候，需要新的规定。这好像就是「扩充论」条文1的意义。

简单说来，哀怒喜乐是对其他人的欺侮助保的我的感觉和反应。即对四象人来说，哀怒喜乐的性是对于人们相互欺瞒，侮辱，互助，保护的感应，怒哀乐喜的情是对其他人对我的直接侮辱，欺瞒，保护，帮助的及时反应。

太阳人被哀性和怒情所定义。"太阳人哀性远散而怒情促急"。在中间的"而"是"and"的意思。"而"的两侧是对等的。

性是四象人在各自最擅长的领域（关心或者同感）中表现的感性。作为四象人特征和特性的发挥最好的领域和最基本的感性，是在接受天机的要素时，不含有直接介入和冲突的客观的感性。因为客观性，在感性中有余地。即对于太少阴阳来说，就是各自的哀怒喜乐是代表性的感性。

情是和相对方直接接触而发生的，是及时而直接表现的感情。四象人在人事中各自任有"能"的部分直接而及时地表现出感情。促急并非贬义。意味着反应的及时性。向着别人直接表现，快速地反应。是这样的感情。即和他人发生冲突时产生的要素。

把"哀性远散"和"怒性促急"形成对句，并排说明的原因意味着性和情的规定是不同的。把哀怒喜乐的性和情配属于四象人，在性中是哀怒喜乐的顺序，在情中是怒哀乐喜的顺序。其实没有必要带着为什么在情中是这样的顺序的疑问，或者为了体悟这个原理而花费精力。因为这是东武公的规定。就是这样规定了哀怒喜乐的性和情。

四脏大小

「扩充论」3-4

太阳之脾 能勇统于交遇 而太阳之肝 不能雅立于党与

少阴之肝 能雅立于党与 而少阴之脾 不能勇统于交遇

少阳之肺 能敏达于事务 而少阳之肾 不能恒定于居处

太阴之肾 能恒定于居处 而太阴之肺 不能敏达于事务

「扩充论」3-5

太阳之怒能勇统于交遇 故交遇不侮也 太阳之喜不能雅立于党
与 故党与侮也

是故太阳之暴怒 不在于交遇而必在于党与也 少阴之喜能雅立
于党与 故党与助也

少阴之怒不能勇统于交遇 故交遇不助也 是故少阴之浪喜 不
在于党与而必在于交遇也

少阳之哀能敏达于事务 故事务不欺也 少阳之乐不能恒定于居
处 故居处欺也

是故少阳之暴哀 不在于事务而必在于居处也 太阴之乐能恒定
于居处 故居处保也

太阴之哀不能敏达于事务 故事务不保也 是故太阴之浪乐 不
在于居处而必在于事务也

「扩充论」条文5是对说明肺脾肝肾的"能"和"不能"的条文3的
附言。说明了哀怒喜乐的"暴"和"浪"。所以在条文6中，作为中间结

217

论，说明了四象人的"能"和"不能"加重偏小之脏损伤的机制。

把条文4和5放在一起来看的话，可以推导出太阳人的哀性和怒情强盛，喜性和乐性衰弱的事实。这是对于太阳人性情的基本设定。但是这里有个隐藏的秘密。东武公在「四端论」中，只阐明了太阳人和太阴人的肺和肝的大小，以及少阳人和少阴人的脾和肾的大小。同时中间脏腑，即关于太阳人和太阴人的脾和肾，以及少阳人和少阴人的肺和肝的大小隐藏于条文5中。

太阳人是肺大而哀性远散。并且因为怒情促急可以反推为脾大。那么肾当然是偏小的一方。太阳人可以认为是肺＞脾＞肾＞肝的顺序。参考太阳人的情况，可以导出太少阴阳人的四脏大小，可见于下面的表格中。

《寿世保元》的四脏大小

四象人	大	小
太阳人	肺 脾	肾 肝
太阴人	肝 肾	脾 肺
少阳人	脾 肺	肝 肾
少阴人	肾 肝	肺 脾

哀和怒

「扩充论」3-1

太阳人 哀性远散而怒情促急

哀性远散者 太阳之耳察于天时 而哀众人之相欺也 哀性非他
听也

怒情促急者 太阳之脾行于交遇 而怒别人之侮己也 怒情非他
怒也

少阳人 怒性宏抱而哀情促急

怒性宏抱者 少阳之目察于世会 而怒众人之相侮也 怒性非他
视也

哀情促急者 少阳之肺行于事务 而哀别人之欺己也 哀情非他
哀也

「扩充论」条文1中，在少阳人和太阳人的部分中，对于哀和怒按
照性和情来划分规定之后进行了说明。把这部分分析一下。

太阳人听到人们互相欺瞒而悲伤。并且因为他人侮辱自己而愤怒。
少阳人看到人们互相侮辱而愤怒。并且因为他人欺瞒自己而悲伤。

少阳人对于人们的互相侮辱，即使与自身没有任何关系也会愤
怒，但是对于他人的直接欺瞒仅仅是悲伤而已。为什么呢？结论是
少阳人容易被欺瞒的意思。换而言之，也就是"很容易骗人"。还
有，太阳人因为他人直接侮辱自己而愤怒，换而言之，也就是太阳
人"很容易侮辱他人"。

因为太阳人本身其中有侮辱的要素，少阳人有欺瞒的属性。所以
能及时而快捷地感知，并且很容易表现出来。

龙之性

由元持常编著而闻名于世的《东医四象新编》在1929年1月18日出版了。在这里，有简要说明四象说的「四象辨论」。出现了下面的内容。

『东医四象新编』「四象辨论」

太阳人 欲进而不欲退 龙之性

少阳人 欲举而不欲措 马之性

少阴人 欲处而不欲出 驴之性

太阴人 欲静而不欲动 牛之性

「扩充论」3-7

太阳之性气 恒欲进而不欲退

少阳之性气 恒欲举而不欲措

太阴之性气 恒欲静而不欲动

少阴之性气 恒欲处而不欲出

这是「扩充论」条文7中，有说明四象人性气的内容。在这里，《东医四象新编》的编辑者分别放入了龙，马，驴，牛。但是龙是我们实际上看不到的想象中的动物。龙的性质虽然被认为是强韧的，但是实际不存在的龙之性有点暧昧。如果有人主张，龙也有意想不到的小心的一面，那么该怎么办。

并且在「四象人辨证论」条文5中，东武公说明了午马带有太阳人的性质，那么在这里，将马和少阳人以及牛和太阴人联系起来有困

难。编辑者认为牛比马相对来说活动量少，动作慢。那么马总是在兴奋中的意思?在这里也很暧昧。更有甚者，尽然有四象医学专业教授认为《东医四象新编》是东武公本人直接编辑的见解。这位在学术界中算是比较有分量的人物。

但是我反对《东医四象新编》的编辑者在「扩充论」的内容中作为"放入以上的四种动物的理由"的这一意见。因为东武公并非这样粗心的人。就算是有99处正确，只要有一处错误那就不行。读《东医寿世保元》以及其他东武公著作的时候，必须总要首先考虑到作为太阳人的东武公的想法和态度。但是甚至是四象医学专业的教授都好像常常忘记了这个事实。他们莫名其妙地要把自己的想法添加进去。另一点，东武公是否有多余的时间来编辑。对于这个问题也需要回答。

并且在四象医学界中，有较高认知度的临床经验丰富的一些人的书中，未经特别地思考就引用关于四种动物的内容，由此反映了学界的现实而感到非常遗憾。

[7]

장부론

臟腑論
脏腑论

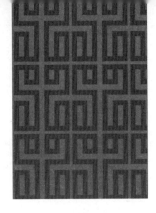

「장부론」의 개요

「장부론」은 사부와 수곡대사에 관한 논편이다. 17조문으로 구성되어 있다. 「사단론」 조문 12에서 간폐는 호흡기액지문호(呼吸氣液之門戶)라 하고 비신은 출납수곡지부고(出納水穀之府庫)라고 규정했는데, 간폐의 호흡기액에 관한 설명은 없다.

조문 1에서 사장(四臟)과 사부(四腑) 그리고 사초(四焦)에 대한 규정으로 시작한다. 그런 후에 사부를 통한 수곡지기의 변화에 관하여 말한다.

『소문』「영란비전론」에서 "심장은 군주지관(心者 君主之官)"이라고 했다. 이것을 동무 공은, 「사단론」에서는 심장이 "중앙지태극(中央之太極)"이라 하고, 「장부론」 조문 17에서는 심위일신지주재(心爲一身之主宰)라고 했다. 심장이 바로 태양인 것이다. 이것이 「장부론」의 결론이다.

「장부론」의 전체적인 구성은 아래 표와 같다.

「장부론」의 구성

조문	주제	내용
1	사초의 기준	사장 / 사부 / 사초의 부위에 관한 규정
2	수곡의 통로	사부의 역할 / 溫熱涼寒之氣의 생성
3	사부의 기능	사부의 형태와 기능(上升 停畜 消導 下降)
4	수곡지기에서 前四海와 後四海의 생성과 순환	肺之黨
5		脾之黨
6		肝之黨
7		腎之黨
8	사초의 순환을 가능하게 만드는 동력	이목비구가 前四海의 淸氣를 끌어내어 後四海를 생성함.
9		폐비간신은 後四海의 淸汁을 뽑아내어 스스로를 자양함.
10		前四海의 濁滓는 四腑를 補益함.
11		後四海의 濁滓는 皮毛筋 肉 骨을 이룸.
12	장부생리론의 결론	조문 8~11의 결론 / 이목비구와 폐비간신의 역할
13	前四海와 後四海의 기능	後四海와 神靈魂魄 : 行
14		前四海와 意慮操志 : 知
15		두견요둔의 後四海는 폐비간신의 근본이다.
16		함억제복의 前四海는 이목비구의 근본이다.
17	장부론의 결론	心爲一身之主宰 / 의학적인 구조에서 心의 중요성

위완

「장부론」4-2

水穀自胃脘而入于胃　自胃而入于小腸　自小腸而入于大腸　自

大腸而出于肛門者

水穀之都數 停畜於胃而薰蒸爲熱氣 消導於小腸而平淡爲涼氣

熱氣之輕清者 上升於胃脘而爲溫氣 涼氣之質重者 下降於大

腸而爲寒氣

「장부론」 4-3

胃脘通於口鼻 故水穀之氣上升也 大腸通於肛門 故水穀之氣

下降也

胃之體廣大而包容 故水穀之氣停畜也

小腸之體狹窄而屈曲 故水穀之氣消導也

동무 공은 「장부론」에서 입으로 들어온 음식물(水穀)의 통로를, 위완 > 위 > 소장 > 대장 > 항문이라고 하였다. 전통한의학에서 위완은 밥통 즉 위인데 바로 아래 위(胃)가 나오지 않는가. 해부학적으로 입과 위 사이에는 식도가 있다. 그럼 식도가 위완인가. 맞다. 동무 공의 「장부론」에서 위완은 식도이다. 그렇다면 식도라고 하면 되는데 왜 위완이라고 했나.

「장부론」에는 새로운 개념이 많이 나오는데 그 중에 폐당(肺黨), 비당(脾黨), 간당(肝黨), 신당(腎黨)이 있다. 폐비간신 사장의 무리(黨)를 구분해서 나누어 놓은 것이다. 전통한의학의 장상론에서 폐의 짝은 대장이다. 그런데 「장부론」에서는 대장이 신당으로 들어갔다. 신과 대장이 짝이 된 것이다. 대신 폐의 짝은 위완이 되었다. 그래서 사부가 위완, 위, 소장, 대장의 차례로 되었다.

위완은 상승하고 위는 정축하며, 소장은 소도하고 대장은 하강한다. 폐비간신과 위완위소장대장의 배치는 사초의 상하 위치개념에 따른 것이다. 폐의 상대로 위완을 만든 것은 하부에 위치한 대장을 신의 짝으로 배속한 것으로 인한 궁여지책이었다고 생각한다. 장상론에서 간의 짝이었던 담도, 신의 짝이었던 방광도 사라졌다. 대대적인 재배치가 이루어진 것이다.

식도는, 음식물을 입안에서 저작해서 작게 부드럽게 하여 조금씩 천천히 위(胃)로 내려보내지도록 구조화되어 있다. 그런데 폐의 호산지기(呼散之氣)가 강한 태양인은 자주 토해내는 증상이 많다. 위완이 상승한다는 것과 통한다. 이때는 위완(上升)은 대장(下降)과 상대이고, 위(停畜)는 소장(消導)과 상대이다.

동무 공은 「장부론」 조문 2에서 수곡의 통로로서 항문을 말하면서 입(口)은 말하지 않았다. 그런데 바로 다음, 조문 3에서 위완은 구비에 통한다(胃脘通於口鼻)고 하였다. 위완이 입뿐 아니라 코(鼻)에도 통한다고 보았으므로 조문 2에서 입을 말하지 않았던 것이다.

전사해와 후사해

「장부론」 조문 1에서 사장과 사부 그리고 사초의 기준과 부위를 규정했다. 조문 2에서는, 수곡의 통로로서 사부의 역할은 온열량한 지기(溫熱凉寒之氣)의 생성이라고 했다. 그리고 조문 3에서 사부의 기능은 각각 상승, 정축, 소도, 하강이라고 했다.

조문 4~7은 수곡지기에서 전사해(前四海)와 후사해(後四海)의 생성과 순환을, 조문 8~11은 사초의 순환을 가능하게 만드는 동력, 조문 13~16은 전사해와 후사해의 기능에 대해서 서술했다. 그런데 그런 내용이 동무 공에 의해 만들어진 새로운 용어와 개념을 통해서 독창적인 방식으로 표현되므로 조문 4 이하의 내용은 이해하고 받아들이기가 쉽지 않다. 그 내용은 대략, 영양물질의 생성과 그것이 인체에서 운용되는 과정, 그리고 신체 조직이 생성되는 것, 그것들과 심리 정신활동의 관계, 이런 것이다. 그래서 「장부론」의 내용을 가지고 만약에 임상에서 설명을 해야 한다면 설득력의 측면에서는 많이 부족하다.

사상의학 전문 연구자들은 〈수세보원〉이나 기타 동무 공 자료를 볼 때마다 4라는 구조에서 자유로울 수가 없다. 무조건 그 틀 안에서 사고해야 한다. 왜냐하면 사상이론이고 사상의학이기 때문이다. 하지만 나는 다르다. 동무 공이 전달하고자 하는 핵심과 요체가 무엇인지 알기만 하면 된다. 그러니 좀 심하게 말하면 동무 공이 짜놓은 구조를 그저 설렁설렁 볼 수도 있다. 자구 하나 단어 하나에 심각해질 필요는 없다. 어차피 내가 가진 틀은 8이니 그렇다.

임상은 실전이고 실제적이면서 구체적이다. 체질침 치료법은 인체의 경락시스템에서 오수혈만 집어냈다. 경락시스템의 핵심과 큰 틀의 맥락만 본 것이다. 질병을 볼 때도 이렇게 본다. 세부적인 구조나 조직의 문제는 상대적으로 중요하지 않다. 8체질의학은 서양의학의 염증개념을 가지고 왔다. 염증으로 표현되는 병명들이, 장계와 부계의 체질침 처방들과 연결되어 있다. 대중은 아무래도 서양의학적인 병명 개념에 익숙하므로 기본적으로 소통이 쉽다.

8체질의학에서 장부론(내장구조)과 생리, 그리고 병리적인 개념의 요체는 균형이다. 구체적으로 말하면 불균형이다. 불균형을 이루는 상대는 서로 길항적인 관계이다. 길항관계를 조절하는 치료의 원칙은 억강부약(抑强扶弱)이다. 그런데 장기가 서로 길항한다는 개념은 동무 공이 만든 폐와 간 그리고 비와 신의 관계가 기본이다. 사상의학이 8체질의학의 모태라는 강력한 증거이기도 하다.

호흡기액

우리는 잠들어 있을 때라도 숨 쉬는 것을 쉴 수가 없다. 호흡은 살아 있다는 징표이다.

> 「사단론」 2-11
> 肺氣直而伸 脾氣栗而包 肝氣寬而緩 腎氣溫而畜
> 「사단론」 2-12
> 肺以呼 肝以吸 肝肺者呼吸氣液之門戶也 脾以納 腎以出 腎脾
> 者出納水穀之府庫也

동무 공은 「사단론」 조문 11에서 폐비간신의 기를 말했다.

그런 다음에 조문 12에서 간폐의 기능은 호흡기액으로, 신비의 기능은 출납수곡으로 대비하여 규정하였다. 폐는 내쉬고(呼) 간은 들이마시며(吸), 비는 받아들이고(納) 신은 내보낸다(出).

이때 수곡(水穀)은 입으로 들어가는 음식물이라는 것이 쉽게 알아지는데, 기액(氣液)이라는 용어는 좀 생소하다. 이을호 선생은 『사상

의학원론』에서 기액의 기를 공기로 액은 혈액이라고 했는데, 기와
액을 분리해서 보면 맞다. 하지만 동무 공은 기액을 하나로 합쳐 새
로운 의미로 썼다고 본다. 그러면서도 기액의 개념을 자세하게 제시
하지는 않았다.

　동무 공이 우리 몸에서 산소(O_2)와 이산화탄소(CO_2)가 호흡과 혈
액을 통해서 교환되는 기전에 대한 지식이 있었는지 알 수는 없다.
「사단론」 조문 12에서 간폐가 기액이 호흡되는 문호라고 표현한 것
은, 기관(氣管/肺)과 혈관(血管/肝)을 통한 산소의 유통과정, 즉 산소
의 공급과 이산화탄소의 배출을 말한 것이라고 생각한다. 그것을 압
축해서 기액이라고 쓴 것이다.

　원래 기액이란 용어는 도가계열에서 도입되었다. 양상선의 『황제
내경태소』에 나오고, 유완소가 현부기액(玄府氣液)이라고 쓴 용례도
있었다. 동무 공은 아마도 이것을 알고 있었을 것이다. 그리고 늘 그
러하듯이 출전 속의 본디 의미와는 다르게 자신만의 뜻을 부여했다.
그리고 원고에 직접 기액이라고 쓰기까지 오래도록 생각을 굴렸다.

《사상초본권》原人 5-10
脾以納　腎以出　脾腎者　出納水穀道之府庫也　肝以充　肺以散
肝肺者　散充氣道之門戶也
《동무유고》
肺以開　肝以闔　肺肝者　開闔之門戶也　脾以納　腎以出　脾腎者
出納之府庫也
(太陰人) 肺之病　闔氣多而開氣少　(太陽人) 肝之病　開氣多而闔

氣少

(少陰人) 脾之病 降氣多而升氣少 (少陽人) 腎之病 升氣多而降
氣少

脾化水穀 而腎汰糟粕 脾腎者 出納之府庫也 肺通神氣 肝守血
液 肺肝者 開閉之門戶也

「사단론」2-12

肺以呼 肝以吸 肝肺者呼吸氣液之門戶也 脾以納 腎以出 腎脾
者出納水穀之府庫也

폐간와 비신의 작용 변화

구분	《초본권》	보건성본 《동무유고》			「사단론」
肺肝	散充	開闔	開闔	開閉	呼吸
	氣道			神氣/血液	氣液
脾腎	出納	出納	升降	出納	出納
	水穀道			水穀/糟粕	水穀

동무 공이 남긴 원고 중에서 상대적으로 시대가 앞섰다고 판단되
는 《사상초본권》부터 보건성본 《동무유고》 그리고 〈수세보원〉 구본
까지 시대를 따라, 폐간와 비신을 대조하여 설명한 내용을 살펴보면
동무 공이 생각한 흐름이 보인다.

비신와 수곡에 관한 개념과 내용은 거의 변하지 않았다. 음식물이
입으로 들어와서 소화되고 항문을 통해서 배출되는 소화관(消化管
GI track)의 활동은 비교적 명료하다. 그것이 신과 비가 담당하는 출

납기능이라는 것이다. 여기에 비기는 올리고 신기는 내린다는 승강(升降) 개념이 추가되었다.

폐와 간의 기능은《사상초본권》에서 기도를 통해서 펼치고 채운다는 개념으로 시작해서,《동무유고》에서는 열고 닫는 개념으로 변화했고, 폐는 신기(神氣)를 통하게 하고 간은 혈액을 지키면서 역시 열고 닫는 역할을 수행한다고 보았다. 여기에 나온 신기와 혈액이 합쳐져 「사단론」에서 기액으로 변했고 폐와 간의 기능은 호흡으로 수정되었다.

동무 공은 폐간과 비신의 호흡출납으로 인체의 생명활동을 축약하여 표현한 것이다.

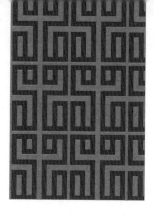

「臓腑論」の概要

　「臓腑論」は四腑と水穀代謝に関する論編である。17個の条文で構成されている。「四端論」の条文12において、肝肺は「呼吸気液之門戸」といって、脾腎は出納水穀之府庫と規定したが、肝肺の呼吸気液に関した説明はない。

　条文1で四臓と四腑、そして四焦に対する規定で始める。それから、四腑を通した水穀之気の変化に関って述べる。

　『素問・霊蘭秘典論』で「心者、君主之官」といった。これを東武公は、「四端論」では心臓を「中央之太極」といって、「臓腑論」の条文17では「心為一身之主宰」と述べた。心臓が他ならぬ太陽であるのだ。これが「臓腑論」の結論である。

　「臓腑論」の全体的な構成は下表の通りである。

「臓腑論」の構成

条文	主題	内容
1	四焦の基準	四臓/四腑/四焦の部位に関する規定
2	水穀の通路	四腑の役割/温熱涼寒之気の生成
3	四腑の機能	四腑の形態と機能(上升、停畜、消導、下降)
4	水穀之気に 前四海と 後四海の 生成と循環	肺之党
5		脾之党
6		肝之党
7		腎之党
8	四焦の循環を 可能にする 動力	耳目鼻口が前四海の清気を引き出して後四海を生成する
9		肺脾肝腎は後四海の清汁を抜きて自らを滋養する
10		前四海の濁滓は四腑を補益する
11		後四海の濁滓は皮毛、筋、肉、骨を成す
12	臓腑生理論の結論	条文8~11の結論/耳目鼻口と肺脾肝腎の役割
13	前四海と 後四海の 機能	後四海와 神霊魂魄:行
14		前四海와 意慮操志:知
15		頭肩腰臀の後四海は肺脾肝腎の根本だ
16		頷臆臍腹の前四海は耳目鼻口の根本だ
17	臓腑論の結論	心爲一身之主宰/医学的構造に心の重要性

胃脘

「臓腑論」4-2

　水穀自胃脘而入于胃　自胃而入于小腸　自小腸而入于大腸　自

大腸而出于肛門者

水穀之都数 停畜於胃而薫蒸為熱気 消導於小腸而平淡為涼気

熱気之軽清者 上升於胃脘而為温気 涼気之質重者 下降於大

腸而為寒気

「臓腑論」4-3

胃脘通於口鼻 故水穀之気上升也 大腸通於肛門 故水穀之気

下降也

胃之体広大而包容 故水穀之気停畜也

小腸之体狭窄而屈曲 故水穀之気消導也

　東武公は「臓腑論」で口に入ってきた食物(水穀)の通路を、胃脘>
胃>小腸>大腸>肛門と言った。　伝統韓医学において「胃脘」は「餌
袋」であるが、すぐあとに「胃」が出てくるのではないか。解部学
的に口と胃の間には食道がある。では、食道が胃脘なのか。その通
りだ。東武公の「臓腑論」で胃脘は食道である。それなら食道と言
えばいいのになぜ胃脘と言ったのか。

　「臓腑論」には新しい概念が多く出てくるが、その中に肺党、脾
党、肝党、腎党がある。肺脾肝腎という四臓の群れ(党)を区分して
分けておくものだ。伝統韓医学の蔵象論で肺のペアは大腸だ。しか
し「臓腑論」では大腸が腎党に入った。腎と大腸がペアになったの
だ。代りに肺のペアは胃脘になった。それで、四腑が胃脘、胃、小
腸、大腸の順になった。

　胃脘は上升し、胃は停留し、小腸は消導し、大腸は下降する。

肺脾肝腎と胃脘胃小腸大腸の配置は四焦の上下の位置概念による
ものである。肺の相棒で胃脘を掲げるのは、下部に位置する大腸
を腎の相棒として配属したことによって窮余の策だったと思う。
蔵象論で肝のペアだった膽も、腎のペアだった膀胱も消えた。大
々的な再配置が成ったのである。

　食道は、飲食物を口の中で詛嚼をして、小さく柔らかくして、少
しずつゆっくりと胃に下せるように構造化されている。ところが、
肺の呼散之気が強い太陽人はよく吐き出す症状が多い。胃脘が上升
することと通ずる。このときは、胃脘(上升)は大腸(下降)と相対で、
胃(停留)は小腸(消導)と相対である。

　東武公は「臓腑論」の条文2で水穀の通路として肛門を言及しな
がら口は語らなかった。そこで、すぐ次の条文3で「胃脘は口と鼻
に通じる(胃脘通於口鼻)」と述べた。胃脘が口だけでなく鼻にも通じ
ると見るので、条文2で口を述べなかったのである。

前四海と後四海

　「臓腑論」の条文1で四臓と四腑、そして四焦の基準と部位を
規定した。条文2では、水穀の通路として四腑の役割は温熱涼寒之
気の生成と述べた。そして条文3において、四腑の機能は上升、停
蓄、消導、下降と述べた。

　条文4~7は水穀之気において前四海と後四海の生成と循環を、条
文8~11は四焦の循環を可能にする動力、条文13~16は前四海と後四

海の機能に対して述べた。しかし、その内容が東武公によって作られた新しい用語と概念を通して独唱的な方式で表されるので、条文4以下の内容は理解して、受け入れることは容易ではない。その内容は大略営養物質の生成と、それが人体において運用される過程、そして身体組織が生成されること、それらと心理と精神活動の関係、このようなものである。それで「臓腑論」の内容を持って、もし臨床で説明をしなければならないなら、説得力の側面にはかなり不足である。

　四象医学の専門研究者は『寿世保元』や他の東武公の資料を見るたびに「四つ」というフレームから抜け切れない。無条件にそのフレームの中で思考しなければならない。なぜなら四象人論であり、四象医学であるからだ。しかし、私は違う。東武公が伝達しようとする核心と要諦が何であるかを知ればいい。それで少し正直に言えば東武公が組んでおいたフレームをそのまま大雑把に見ることもできる。一つの字句と一つの単語を深刻に受け止める必要はない。どうせ私が持っているシステムは八つだからそうなのである。

　臨床は実戦であり、實際的かつ具体的である。体質の鍼治療の方法は人体の経絡システムから五兪穴だけを選択した。経絡システムの核心と大きなフレームの脈絡だけを見ることだ。病気を見るときもこのように見る。細部的な構造や組織の問題は相対的に重要ではない。8体質医学は西洋医学の炎症の概念を持っている。炎症で表される病名が、臓系と腑系の体質鍼の処方と連結されている。大衆はどうしても西洋医学的な病名の概念になれているので、基本的に

疎通が容易である。

　8体質医学において臓腑論(内臓構造)と生理、そして病理的な概念の要諦は均衡である。具体的に言えば不均衡である。不均衡をなすペアは互いに拮抗的な関係だ。拮抗的な関係を調節する治療の原則は「強い者の勢いを抑制し、弱い者の立場を擁護すること(抑強扶弱)」である。ところが臓器が互いに拮抗するという概念は東武公が作った肺と肝、そして脾と腎の関係が基本である。四象医学が8体質医学の母体だという強力な証拠でもある。

呼吸気液

　私たちは眠っているときに呼吸が止められない。呼吸は生きているという徴表だ。

　　「四端論」2-11
　　　肺気直而伸 脾気栗而包 肝気寛而緩 腎気温而畜
　　「四端論」2-12
　　　肺以呼 肝以吸 肝肺者呼吸気液之門戸也 脾以納 腎以出 腎脾
　　　者出納水穀之府庫也

　東武公は「四端論」の条文11で肺脾肝腎の気を述べた。
　その後で、条文12で肝肺の機能は呼吸気液で、腎脾の機能は出納水穀で、対比して規定した。　肺は吐き出して(呼)、肝は吸い込んで

(吸)、脾は受け入れて(納)、腎は放る(出)。

この時、水穀は口に入る飲食物というものを簡単に分かるが、気液という用語はちょっと疎い。李乙浩先生は『四象医学原論』で気液の気を空気であり液は血液だと言ったが、気と液を分離してみれば合う。しかし、東武公は気液をいっしょになって新しい意味で使ったと思う。しかも、気液の概念を詳しく示さなかった。

東武公が私たちの体で酸素(O_2)と二酸化炭素(CO_2)が呼吸と血液を通して交換される機転に対する知識があったかどうかわからない。「四端論」の条文12で肝肺が気液を呼吸する門戸(通路)って表現したのは、気管(肺)と血管(肝)を通して酸素が出入りする過程、すなわち酸素の供給と二酸化炭素の排出をいうことだと思う。それを圧縮して気液と使うことだ。

元来気液という用語は道家の系列から導入された。楊上善の『黄帝内経太素』に出て、劉完素が玄府気液という言葉を使う用例もあった。東武公は恐らくこれを知っていただろう。そしていつものように、出典中の本義とは違って、自分だけの意味を賦与した。そして原稿に直接気液と使用するまで長い間思案した。

『四象草本巻』原人 5-10
　脾以納　腎以出　脾腎者　出納水穀道之府庫也　肝以充　肺以散
　肝肺者　散充気道之門戸也
『東武遺稿』
　肺以開　肝以闔　肺肝者　開闔之門戸也　脾以納　腎以出　脾腎者

出納之府庫也

（太陰人）肺之病 闔気多而開気少（太陽人）肝之病 開気多而闔
気少

（少陰人）脾之病 降気多而升気少（少陽人）腎之病 升気多而降
気少

脾化水穀 而腎汰糟粕 脾腎者 出納之府庫也 肺通神気 肝守血
液 肺肝者 開閉之門戸也

「四端論」2-12

肺以呼 肝以吸 肝肺者呼吸気液之門戸也 脾以納 腎以出 腎脾
者出納水穀之府庫也

肺肝と脾腎の作用変化

区分	《草本卷》	保健省本《東武遺稿》			「四端論」
肺肝	散充	開闔	開闔	開閉	呼吸
	気道			神気/血液	気液
脾腎	出納	出納	升降	出納	出納
	水穀道			水穀/糟粕	水穀

　東武公が残した原稿中で相對的に時代を先取りしたと判断される
『四象草本卷』から保健省本『東武遺稿』と『寿世保元』旧本まで
時代につれて、肺肝と脾腎を対照して説明した内容を見ると、東武
公の思考の流れが見える。

　脾腎と水穀に関する概念と内容はほとんど変わりがなかった。

飲食物が口に入って消化されて、肛門を通して排出される消化管（GI track）の活動は比較的明瞭だ。それが腎と脾が担当する出納機能というものである。ここに脾気は上げて、腎気は下げるという升降概念が追加された。

　肺と肝の機能は『四象草本卷』で気道を通して広げて満たすという概念から始め、『東武遺稿』では開け閉めする概念として変化して、肺は神気を通わして、肝は血液を守りながらやはり開け閉めする役割を遂行すると見た。ここに出た神気と血液が合わさって、「四端論」から気液に変り、肺と肝の機能は呼吸に修正された。

　東武公は肺肝と脾腎の呼吸出納で人体の生命活動を縮約して表現したのである。

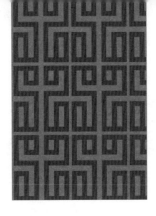

「脏腑论」的概要

「脏腑论」是关于四腑和水谷代谢的论篇。由17个条文构成。在「四端论」条文12中，虽然规定了肝肺是呼吸气液之门，脾肾是出纳水谷之腑，但是没有关于肝肺呼吸气液的内容。

在条文1中，从四脏和四腑以及四焦的规定开始。这以后，说明了通过四腑进行的水谷之气的变化。

在《素问》「灵兰秘典论」中，提出了"心者，君主之官"。对此，东武公在「四端论」中认为心脏是"中央之太极"，在「脏腑论」条文17中认为"心为一身之主宰"。心脏就是太阳。这是「脏腑论」的结论。

「脏腑论」的整体内容与下表相同。

<h2 style="text-align:center;">「脏腑论」的构成</h2>

条文	主题	内容
1	四焦的基准	关于四脏/四腑/四焦部位的规定
2	水谷的通路	四腑的作用/温热凉寒之气的生成
3	四腑的机能	四腑的形态和机能（上升 停蓄 消导 下降）
4	水谷之气中 前四海和 后四海的 生成和循环	肺之党
5		脾之党
6		肝之党
7		肾之党
8	使四焦的循环 成为可能的 动力	耳目鼻口提取出前四海的清气而产生后四海
9		肺脾肝肾抽取后四海的清汁而自我滋养.
10		前四海的浊滓补益四腑.
11		后四海的浊滓有益于皮,毛,筋,肉,骨
12	脏腑生理论的结论	条文8~11的结论//耳目鼻口和肺脾肝肾的作用
13	前四海和后四海的 技能	后四海和神灵魂魄：行
14		前四海和意虑操志：知
15		头肩腰臀的后四海是肺脾肝肾的根本.
16		颌膺脐腹的前四海是耳目鼻口的根本.
17	脏腑论的结论	心为一身之主宰/在医学性构造中,心的重要性

胃脘

「脏腑论」4-2

水谷自胃脘而入于胃 自胃而入于小肠 自小肠而入于大肠 自
大肠而出于肛门者

水谷之都数 停蓄于胃而薫蒸为热气 消导于小肠而平淡为凉气
热气之轻清者 上升于胃脘而为温气 凉气之质重者 下降于大
肠而为寒气

「脏腑论」4-3

胃脘通于口鼻 故水谷之气上升也 大肠通于肛门 故水谷之气
下降也

胃之体广大而包容 故水谷之气停蓄也

小肠之体狭窄而屈曲 故水谷之气消导也

东武公在「脏腑论」中，认为从口腔开始进入的水谷的通路是胃脘
>胃>小肠>大肠>肛门。传统韩医学中胃脘是饭桶，即虽然是胃，难道
下面不就出现胃吗。解剖学中口腔和胃的中间是食道。那么食道是胃
脘吗。是的。东武公的「脏腑论」中胃脘是食道。那么称作食道就行
了为什么称为胃脘呢。

「脏腑论」中出现了很多新概念。其中有肺党，脾党，肝党，肾
党。是把肺脾肝肾四脏的群体（党）区分开来的。传统韩医学的藏象
论中，肺的配属是大肠。但是「脏腑论」中大肠在肾党中。肾和大肠
是配属关系。取而代之的是胃脘和肺是配属关系。所以四腑是胃脘，
胃，小肠，大肠的顺序。

胃脘是上升而胃是停蓄，小肠是消导而大肠是下降。肺脾肝肾和胃
脘，胃，小肠，大肠的排列是依据四焦的上下位置概念来定的。我认
为造成肺相对胃脘的原因是位于下部的作为肾配属大肠的一种无奈之
策。在藏象论中肝的配属胆，肾的配属膀胱也不见了。大体上形成了

245

重新排列。

食道是食物在口腔中，通过咀嚼而变小变软之后，一点点慢慢地向胃输送的构造。但是肺的呼散之气强盛的太阳人常常有呕吐的症状。这和胃脘的上升相通。这时胃脘（上升）与大肠（下降）是相对的，胃（停蓄）与小肠（消导）是相对的。

东武公在「脏腑论」条文2中，对于水谷的通路只提到了肛门而没有提到口腔。但是紧接着下面，在条文3中有"胃脘通于口鼻"。胃脘不仅通于口还通于鼻来看，所以在条文2中没有提到口腔。

前四海和后四海

在「脏腑论」条文1中，规定了四脏和四腑以及四焦的基准和部位。在条文2中，说明了四腑作为水谷的通路，其作用是生产温热寒凉之气。同时在条文3中，四腑的机能分别是上升，停蓄，消导，下降。

条文4~7叙述了在水谷之气中，前四海和后四海的生成和循环，条文8~11叙述了使四焦循环的动力，条文13~16叙述了前四海和后四海的机能。但是这种内容因为是东武公通过新用语和概念创造，并用独创性方式表现的，所以条文4以下的内容不容易被理解和接受。这个内容大体上是营养物质的生成和其在人体中被应用的过程，以及身体组织的生成，这些和心理精神活动的关系等。所以如果要用「脏腑论」的内容来说明临床的话，是缺乏说服力的。

四象医学专业研究者们看待《寿世保元》或者其他东武公的资料的

时候，处于四的构造中而不好跳出这个框架。无条件的必须在这个范围内思考。是因为四象人论，也是因为四象医学。但我是不同的。只要知道东武公要传达的核心和要谛是什么就行了。所以说严重一点的话，不要把东武公建立的构造看得太严谨。没有必要总是把每个单词都想得太严重。反正我的框架是八。

临床是实战，是实际而具体的。体质针治疗法抓住了人体经络系统中的五俞穴。只着眼于经络系统的核心和大框架的脉络。对待疾病也是这样看待的。详细的构造或者组织的问题相对来说并不太重要。8体质医学带有西洋医学的炎症概念。把用炎症表现的疾病们与脏系和腑系的体质针处方联系起来。不管怎么样，大众对于西洋医学的病名概念较熟悉，所以基本上交流起来很容易。

8体质医学中，脏腑论（内脏构造）和生理，以及病理性概念的要谛是均衡的。具体来说的话是不均衡的。不均衡的相对方是相互拮抗的关系。调节拮抗关系的治疗原则是抑强扶弱。但是脏器相互拮抗的概念中，以东武公构建的肺和肝的关系以及脾和肾的关系为基本。这也是四象医学作为8体质医学的初始模型的强力证据。

呼吸气液

我们睡着的时候呼吸也不能停止。呼吸是活着的征兆。

「四端论」2-11

肺气直而伸 脾气栗而包 肝气宽而缓 肾气温而畜

「四端论」2-12

肺以呼 肝以吸 肝肺者呼吸气液之门户也 脾以纳 肾以出 肾脾者出纳水谷之府库也

东武公在「四端论」条文11中，说明了肺脾肝肾的气。

这以后在条文12中，规定了对比于肝肺的机能是呼吸气液来说，肾脾的机能是出纳水谷。肺是呼，肝是吸，脾是纳，肾是出。

这时很容易理解水谷是从口腔进入的食物，而气液的用语不太熟悉。李乙浩先生在《四象体质原论》中认为气液的气是空气，液是血液，把气和液分开来看的话，这样才是正确的。但是我认为东武公是把气液合为一体作为新意义来写的。即使如此对于气液的概念也没有仔细提示。

对于我们身体中的氧气(O_2)和二氧化碳(CO_2)通过呼吸和血液进行交换的机制，东武公是否有这一知识是我们不得而知的。在「四端论」条文12中，肝肺表现为气液呼吸的门户，我认为通过气管(气管/肺)和血管(血管/肝)的氧气流通过程，即说明了氧气的供给和二氧化碳的排出。把这个过程简略来说就写作气液。

原来气液这个用语是从道家派系中导入的。出现于杨上善的《黄帝内经太素》中，刘完素有写作"玄府气液"的用例。东武公大概知道这些。并且总是像这样，附加自己的意思而和出处中本来的意味不同。并且直到原稿中直接写作气液以前，发动了长时间的思考。

248

《四象草本卷》原人 5-10

脾以纳 肾以出 脾肾者出纳水谷道之府库也 肝以充 肺以散 肝肺者 散充气道之门户也

《东武遗稿》

肺以开 肝以合 肺肝者 开合之门户也 脾以纳 肾以出 脾肾者出纳之府库也

(太阴人) 肺之病 合气多而开气少 (太阳人) 肝之病 开气多而合气少

(少阴人) 脾之病 降气多而升气少 (少阳人) 肾之病 升气多而降气少

脾化水谷 而肾汰糟粕 脾肾者 出纳之府库也 肺通神气 肝守血液 肺肝者 开闭之门户也

『东医寿世保元』「四端论」2-12

肺以呼 肝以吸 肝肺者呼吸气液之门户也 脾以纳 肾以出 肾脾者出纳水谷之府库也

肺肝和脾肾的作用变化

区分	《草本卷》	保健省本《东武遗稿》			「四端论」
肺肝	散充	开合	开合	开闭	呼吸
	气道			神气/血液	气液
脾肾	出纳	出纳	升降	出纳	出纳
	水谷道			水谷/糟粕	水谷

东武公留下的原稿中，按照年代，从被判断为相对的处于时代前沿的《四象初本卷》开始，到保健省本《东武遗稿》以及《东医寿世保元》旧本，如果看一看肺肝和脾肾对照说明的内容的话，就可以看清东武公的思想发展动态。

关于脾肾和水谷的概念和内容几乎没有改变。我们比较明确食物从口腔进入后经过消化，通过肛门排出的消化管（GI track）的活动。这就是被称作肾和脾担当的出纳机能。在这里，增加了脾的上升，肾的下降的升降概念。

肺和肝的机能在《四象初本卷》中，从通过气道散布和填充的概念开始，《东武遗稿》中变为开闭的概念，被看作是肺使神气通过，肝使血液保存而也施行着开闭的作用。把这里出现的神气和血液合起来变成了「四端论」中的气液，而肺和肝的机能修正为呼吸。

东武公用肺肝和脾肾的呼吸出纳表现了微缩的人体生命活动。

사상인변증론

四象人辨証論

四象人辨証论

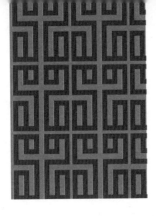

「사상인변증론」의 개요

「사상인변증론」은 사상인 감별론이다. 사상인의 특성은 체형기상(體形氣像), 용모사기(容貌詞氣), 성질재간(性質材幹), 그리고 항심(恒心)과 병증(病證)에서 드러난다. 이런 요소를 종합적으로 판단하여 태소음양인을 가리는 것이다. 이런 절차를 변증(辨證)이라고 한 것인데 전통한의학의 변증과는 개념이 다르니 감별(鑑別)이라고 쓰는 것이 적합하다고 생각한다.

〈갑오구본〉의 편제에서도 「사상인변증론」은 맨 마지막에 배치되어 있다. 그러므로 동무 공은 사상인의 「병증론」을 모두 본 후에 「사상인변증론」을 보도록 의도한 것이다.

「사상인변증론」은 28조문으로 구성되어 있다. 그런데 조문 23조부터 조문 28까지는 〈수세보원〉 전체의 편집 후기 같은 성격의 글이다. 그러므로 실제 조문은 22개로 보는 것이 합당하다. 아래에 「사상인변증론」의 구성를 표로 정리하였다. 조문 1에서 조문 9까지, 조문 10~12, 조문 13~16, 조문 17~22 이렇게 네 부분으로 나눌 수 있다. 여기에서 주목할 것은 체형에 대한 조문이 일곱 개라는 것이다. 「사상인변증론」에서는 전반적으로 체형이 강조되고 있다. 「사상인변증론」이 사상인 감별론이라면 감별의 핵심은 먼저 체형이라는 것을 알 수 있다.

「사상인변증론」의 구성

조문번호	내용	구분
11-1	태소음양인의 구성비율	분포 체형(7조문) 성질재간
11-2	체형기상	
11-3	성질재간	
11-4	체형불난변	
11-5	태양녀체형장실	
11-6	소양인체형	
11-7	소양인단소정아	
11-8	태음인과 소음인의 체형	
11-9	소음인 체형과 태음인 체형	
11-10	항심 태음인	항심
11-11	항심 소양인	
11-12	항심 수음인 태양인	
11-13	소음인 인후증	병증
11-14	태양인 대변불통증	
11-15	완실무병	
11-16	대표적인 병증	
11-17	형용 자세관찰	주의
11-18	양생지술	
11-19	소식	
11-20	마음을 다스림	
11-21	경계	
11-22	재능 차이	

체형의 강조와 더불어 체형으로만 판단해서는 안 된다는 주의가 첨가되고 있다. 조문 7이 대표적이고 조문 8과 9에도 나와 있다.

사상인의 비율

「사상인변증론」 11-1

太少陰陽人以今時目見 一縣萬人數大畧論之 則太陰人五千人
也 少陽人三千人也 少陰人二千人也 太陽人數絶少 一縣中或
三四人十餘人而已

태소음양인은 지금의 안목으로 볼 때, 한 마을이 1만 명이라 간주하고 대략 말하면, 태음인은 5천명이다. 소양인은 3천명이다. 소음인은 2천명이다. 태양인은 그 수가 대단히 적어서 한 마을에 혹 서너 명 있기도 하고 10여 명 정도 될 뿐이다.

「사상인변증론」의 첫 조문이다. 태소음양 사상인의 인구 구성비율을 밝힌 유명한 문장이다. 동무 공이 현(縣)으로 예를 든 것은 진해현감을 지냈기 때문일 것이다.

〈인본〉인 〈신축본〉에서 밝힌 사상인 구성비율은, 태음인 50%, 소양인 30%, 소음인 20%, 태양인 0.1%이다. 태양인은 절소(絶少)하다고 하였다. 이 때의 절은 '심히, 대단히'의 뜻이다. 태양인의 수는 대단히 적어서 1만 명 중에 서너 명이거나 십여 명일 따름이라고 했다.

그런데 2000년에, 동무 공의 집안 후손인 이성수 옹이 〈함산사촌

동의수세보원 갑오구본〉을 공개하면서 논란이 시작되었다. 아울러 연변의 김구익을 통해 먼저 나온 〈동의수세보원 사상초본권〉도 이 때쯤에 사상의학계에서 관심을 모으던 터라 두 자료에 실린 구성비율이 〈신축본〉의 내용과 겹쳐서 의견이 분분해진 것이다.

그런데 〈함산사촌 갑오구본〉은 〈구본〉과 〈신본〉 그리고 〈인본〉을 비교하여, 서로 다른 부분만 발췌하여 필사한 것으로, 〈갑오구본〉의 전체가 온전하게 보여진 것이 아니라서 논란이 정리되지를 않는다. 일부 연구자는, 1940년에 한민갑에 의해서 함흥에서 〈갑오구본〉이 필사될 때 필사자의 가필 의혹을 제기하기도 하는데, 나는 이것은 과잉해석이라고 생각한다. 논란이 된 구본의 조문이다.

〈수세보원〉 舊11-1

太少陰陽人以今時目見 北道山谷 一縣萬人數大畧論之 則少陽人五千人也 太陰人三千人也 少陰人二千人也 太陽人數絶少 一縣中或三四人十餘人而已
以南中原野 一縣萬人數大畧論之 則少陽, 太陰人 各四千人也 少陰人二千人也 太陽人數亦絶少 一縣中或三四人十餘人而已

산과 골짜기가 많은 북쪽 지방과, 남쪽과 중부 평야지대를 구분하여 구성비율을 밝힌 것이다. 북쪽은 소양인 50%, 태음인 30%, 소음인 20%, 태양인 0.1%이고, 남쪽은 소양인과 태음인이 각각 40%, 소음인이 20%, 태양인은 0.1%라고 한 것이다. 소음인과 태양인의 비율은 북쪽과 남쪽이 같고, 〈인본〉과 〈구본〉에서도 소음인과 태양인은 다른 점이 없다. 그러니까 한반도 조선 8도에서 태양인은 전체적으로 0.1%로 대단히 적다고 동무 공은 밝힌 것이다.

중요한 점은 〈구본〉에서는 소양인이 선두에서 구성비율을 주도하고 있다는 것이다. 그러다가 〈인본〉으로 넘어가서는 태음인이 50%를 차지하게 된다. 이것은 〈갑오구본〉과 〈인본〉 조문의 뚜렷한 구별점이다.

〈구본〉에서는 지역적 차이를 고려하였고, 〈신축본〉에서는 지역의 특성을 무시하였다. 그리고 태음인과 소양인의 비율을 보는 관점에 변화가 있었던 것이다. 〈구본〉을 개초하여 〈신본〉으로 만들 때 태음인에 관한 부분이 많이 고쳐졌으므로, 태음인의 수를 우세하게 본 〈신축본〉의 관점이 동무 공의 최종개념이라고 볼 수 있을 것이다.

〈구본〉과 〈인본〉 두 판본의 내용만으로 보면 이상과 같이 해석하는 것에 아무 무리가 없다. 그런데 여기에 〈사상초본권〉의 내용이 끼어들면서 문제를 복잡하게 만든 것이다. 〈사상초본권〉 제4통 병변 조문 9-3에 나오는 사상인의 비율은 〈신축본〉의 내용과 동일하다.

연구자들은 〈사상초본권〉이 〈구본〉보다 앞서서 성립했다고 보고 있다. 〈사상초본권〉은 동무 공이 40대 후반에서 50대 초반에, 〈갑오본〉은 57세~58세에 집필되어 1894년에 완성되었다. 그래서 사상인의 구성비율을 밝힌 조문의 내용이 〈사상초본권〉과 〈인본〉이 동일하고, 연대순으로는 중간에 해당하는 〈갑오본〉 홀로 다른 것에 의문을 제기하는 것이다.

〈사상초본권〉은 〈수세보원〉의 초벌 원고 같은 내용이다. 그래서 초본권이라는 이름을 얻었다. 이것은 일정한 순서와 체계로 구성되어 있기는 하지만 이것 또한 필사본이고, 동무 공이 생전에 이것을 어떻게 관리했는지는 알려지지 않았다. 그리고 연구자들이 추정한 성립시기 또한 증거자료는 없는 연구자들의 추정일 뿐이다. 하여간 〈신축본〉을 편집한 율동계 문인들의 최종적인 견해가 반영되어 조문 11-1로 확정되었던 것이다.

정용재 원장은 2018년 1월에 펴낸 자신의 책 『동의수세보원』에서, 자신의 한의원에 내원하는 환자의 분포를 공개하였다. 태음인이 60%이고, 소양인은 20%이며, 소음인은 10%이고, 태양인이 10%라는 것이다. 태음인이 다소 과하게 많고 소양인을 너무 적게 본 경향은 있지만, 태양인을 10%라고 한 것은 아주 용기 있는 발언이라고 생각한다.

태양인의 수

「사상인변증론」 11-1

太陽人數絶少

태양인의 수는 대단히 적다

「사상인변증론」의 순서는 조문 1에서 사상인 구성비율을 제시한 다음에 사상인의 특성에 대한 설명이 이어진다. 이것은 권지일의 논편에서 첫 조문은 정의나 규정으로 시작하는 서술방식과 동일하다. 즉, 조문 1이 정의(규정)의 역할을 담당하고 있는 것이다. 어떤 연구자는 이 조문을, '동무 공이 후학들에게 대략적인 비율을 참고하라고 제시하는 것'이라고 해석하였는데, 나는 동무 공이 이 조문을 그렇게 부드럽게 쓴 것은 아니라고 생각한다.

「사상인변증론」의 전편에서 '태양인이 절소하다'는 것이 강조되고 있는 것이 그 증거이다. 특별하게 조문 1, 4(人數稀罕), 5(鮮能生産)로 태양인이 매우 적다는 것을 강조하였다. 동무 공은 태양인의 체형기상 즉 '체형장실(體形壯實)'에 주목했고, 꼭 자신을 닮은 사람만을 태양인이라고 생각한 것 같다.

조문 1이 규정이라고 했다. 물론 후세의 임상가와 사상학계의 연구자들에게 이 조문이 미치는 영향력이 약해진 바는 있겠지만, 2003년에 진행된 연구를 보면 '태양인이 대단히 적다'는 개념은 여전히 유효한 듯 보인다.

이태규는 2005년 12월 21일에 『사상체질의학회지』에 보고한 「한국인의 사상인 분포에 관한 연구」를 통해서, 2003년 1월부터 2003년 6월까지 경희의료원 부속 동서통합건강검진센터에 내원한 건강인을 대상으로 조사된 사상인의 비율에 대한 조사결과를 밝혔다. 사상의학을 전공한 전문의의 진단과 'QSCC Ⅱ 설문지'를 통한 감별에서 동일한 결과가 나온 1,423명이 최종적으로 선택되었다. 이것을 직접표준화법으로 도출한 비율은, 태음인이 45.4%, 소양인은 28.2%, 소음인은 26.4%였다. 태양인은 없다.

이 조사의 가장 큰 문제점은 'QSCC Ⅱ 설문지'이다. 이 설문으로는 태양인을 감별하지 못한다. 왜냐하면 태양인이 대단히 적다를 전제하고 만들어진 설문지라서 그렇다. 그래서 전문의가 진단한 태양인 3명조차 조사에서 누락되고 말았다.

나는 '태양인이 대단히 적다'고 말한 동무 공의 개념이 틀렸다고 생각한다. 물론 8체질 중의 금양체질과 금음체질이 태양인이라는 인식을 수용하는 전제 하에 그렇다. 동무 공은 1894년에 〈수세보원〉의 〈구본〉 원고를 완성하고 1900년에 별세하기 전까지 자신의 원고를 계속 다듬고 고쳤다. 그런데 태음인편의 일부와 태양인편 전부는 전혀 다듬지 못했다. 이런 이유로 사상인 병증론에서 태음인편과 태양인편은 소양인편과 소음인편에 비해 내용이 불완전하거나 빈약하다. 태양인이 대단히 적다는 동무 공의 언급을 뒤집어보면, 결국 태양인에 대한 조사와 분석 자료가 부족했고 연구가 미흡했다는 고백이라고 나는 이해하고 있다.

태양녀

「사상인변증론」 11-5

太陽女體形壯實 而肝小脇窄子宮不足 故鮮能生産

以六畜玩理 而太陽牝牛馬體形壯實 而亦鮮能生産者 其理可推

태양인 여자는 체형이 장실한데, 간이 작고 옆구리는 좁아서 자궁이 부족하니, 아이를 잘 낳는 경우가 드물다. 육축으로 이치를 깊이 생각해보면, 태양의 암컷 소와 말은 역시 체형이 장실한데, 또한 새끼를 잘 생산하는 경우가 드물다. 그 이치를 가히 미루어 알 수 있다.

이 조문의 요점은, '동물에게도 체질의 구분이 있는가.'가 아니다. 이 조문을 처음 보았을 때는 사실 그런 쪽으로 관심이 쏠렸다. 동물은 종마다 같은 성질을 가지고 있다. 이 조문에 '태양빈우마(太陽牝牛馬)'가 나오는데, 태양빈우마는 태양녀(太陽女)와 대구이다. 소와 말은 동일하게 태양의 성질을 가지고 있다는 뜻이다. 여기에서 헷갈려서 '동물에게도 태소음양의 구분이 있다.'하고 들어가면 영영 헛길로 빠져서 헤매게 된다.

이 조문에서 가장 중요한 부분은 태양녀이다. 태양인 여자가 자식을 잘 생산하지 못한다는 것이다. 그 예시로서 태양의 성질을 가진 암컷 소와 말을 들었다. 동무 공은 태양과 우마를 결합하여 동물의 체질을 나눌 의도는 전혀 없었다. 다만 '태양인인 여자'를 강조하려고 태양을 등장시켰던 것이다.

이 조문은 「사상인변증론」의 첫 조문과 연계해서 보아야 한다. 한 현에 대략 1만 명을 기준으로 태양인은 아주 적어서 0.1% 정도라고 했다. 태양인이 아주 적게 될 기본적인 조건은 많이 태어나지 않아야만 한다. 그래서 한두정은 한 걸음 더 나아가서, 7판본을 만들면서 아예 선능생산(鮮能生産)을 불능생산(不能生産)으로 고쳤던 것이다.

토음체질

「사상인변증론」11-6

少陽人體形 上盛下虛 胸實足輕 慓銳好勇 而人數亦多 四象人
中最爲易辨

소양인의 체형은 상체가 왕성하고 하체가 허약하여 가슴은
건실하나 다리는 가볍다. 사납고 날래며 용감한데다 사람 수
까지 역시 많으므로 사상인 가운데 가장 구분하기 쉽다.

「사상인변증론」11-7

少陽人 或有短小靜雅 外形恰似少陰人者 觀其病勢寒熱 仔細
執證 不可誤作少陰人治

소양인이 간혹 자그마하고 차분하여 외모가 흡사 소음인 같
은 경우가 있다. 이때 그 병세의 한열을 자세히 진찰해서 소음
인으로 잘못 치료하지 말아야 한다.

동무 공은 「사상인변증론」에서 소양인의 체형과 특성에 대해서
설명하면서 아울러 주의점을 말했다. 소양인의 체형은 보통은 상성
하허(上盛下虛)하여 흉금(胸襟)이 발달했다. 소양인과 반대되는 소음
인은 상허하성(上虛下盛)하여 방광(膀胱)이 발달했다. 이때 나온 방광
은 오줌보가 아니라 엉덩이(臀)를 말한다. 소양인의 형세는 역삼각
형이고 소음인은 반대라고 보면 된다.

그리고 소양인은 활발하고 용감해서 잘 나서므로 쉽게 드러나는
편이고 사람의 수도 많으니 보통은 주변에서 눈에 잘 띄어서 구별

하기가 쉽다고 했다. 그런데 꼭 그렇지만은 않은 소양인이 있더라는 것이다.

나는 조문 7이 동무 공이 그렇게 잘못 판단하여, 단소정아한 소양인을 소음인으로 치료한 적이 있다는 고백이라고 짐작한다. 그리고 그런 특징을 가진 소양인을 최종적으로 소양인으로 확정한 기준은 병증의 관찰과 투약한 결과의 검증일 것이다.

활동적이고 표출적이며 쉽게 흥분하는 소양인은 알아채기 쉽다. 그런데 의외로 차분한 소양인이 있다. 그리고 보통은 체형이 아담하다. 동무 공은 분명히 이런 소양인을 본 것이다.

나는 이 조문을 보았을 때 다른 생각을 했다. 나는 8체질론을 공부하고 있기 때문이다. 표출적인 소양인은 토양체질(Pancreotonia)이고, 차분한 소양인은 토음체질(Gastrotonia)이다. 두 체질만을 놓고 상대적인 특성을 비교한다면 그렇다는 것이다. 결론적으로 동무 공은 토음체질을 만났던 것이다.

그런데 모든 토음체질이 단소정아하지는 않다. 토음체질의 체형도 다양하다. 이것은 당연한 말이다. 동무 공이, 작고 왜소한 소음인도 있고 크고 건장한 소음인도 있으며, 크고 건장한 태음인도 있고 6척 단신도 있다고 한 것처럼, 모든 체질에게는 여러 체형의 사람들이 존재한다. 그러니까 체질 공부가 어려운 것이다. 우리는 이것을 '동일 체질 내의 다양성'의 측면에서 본다. 체형뿐만 아니라 성격과 기호 등도 다양할 수 있다. 다만 그 체질의 전형적인 특성을 보유한 사람이 있고 그런 사람은 다른 체질과 비교할 때 비교적 쉽게 판별해낼 수가 있다.

이것은 다른 이야기다. 조문 6에서, 소양인의 수가 역시 많다고 했지 가장 많다고 하지는 않았다. 태음인이 많고, 소양인도 역시 많다는 뜻이다. 굳이 이 구절을 두고 소양인을 가장 많다고 표현한 〈구본〉의 내용을 떠올릴 필요는 없다고 생각한다.

사상인의 맥(脈)

「사상인변증론」 11-8
太陰人脉 長而緊 少陰人脉 緩而弱
태음인의 맥은 장하고 긴하다. 소음인의 맥은 완하고 약하다.

「사상인변증론」의 조문 8은, 태음인과 소음인의 체형이 서로 비슷하여 구별하기가 어려우니 병증을 살펴서 판별하여야 한다고 하면서, 여러 가지 구별점을 나열하였는데 이 중에 태음인의 맥과 소음인의 맥을 비교한 대목이다. 동무 공의 저술에서 맥에 관한 언급은 매우 적다. 그렇다고 동무 공이 맥에서 태소음양의 특징을 보지 못한 것은 아니다.

여기에서 태음인의 맥과 소음인의 맥을 비교한 것은 절대적이면서 또 상대적이다. 장(長)은 약(弱)과 긴(緊)은 완(緩)과 묶인다. 장은 크다는 의미다. 약은 낮고 약하다는 것이다. 긴은 긴장감이 있고 완은 느슨하다는 것이다. 큰 것은 높기만 한 것이 아니라 용적도 넓다. 그러니 태음인의 맥은 상대적으로 뚜렷하다.

8체질의학의 특징 중에 하나로 체질감별 도구인 체질맥진은, 각

체질마다 고유하게 발현하는 체질맥을 통해서 체질을 감별하는 것이다. 나는 체질맥이 1964년말 쯤에 권도원에 의해 발견되었다고 추정하고 있다. 권도원은 그 이전에는 육부정위 맥법을 응용하여 태소음양인의 맥을 가려보고자 시도했었다. 그리고 또 일본의 경락치료파가 사용하던 비교맥진법에서 체질맥의 아이디어를 얻었을 거라고 짐작한다. 미리 구상(design)해 두었던 여덟 가지로 구분된 가상의 체질맥 그림이 있었을 것이다.

물론 그보다 앞서 「사상인변증론」의 소음인과 태음인의 맥에 대한 설명에서도 얻은 바가 있을 것이다. 체질맥도에서 목체질(태음인)과 수체질(소음인)의 체질맥의 크기를 비교해보면 그렇다.

사상의의 뒷문

「사상인변증론」 11-16
人物形容仔細商量 再三推移如有迷惑 則參互病證 明見無疑
然後 可以用藥 最不可輕忽 而一貼藥誤投 重病險證 一貼藥必
殺人
《보제연설》「보제연설」
以余所見 通邑大道千牛 皆死於屠夫之手 用藥者 千人中
四五百人 必死於醫手也 先病者之藥 益多殺人 豈不懼哉 愼之
愼之

동무 공은 「사상인변증론」 조문 16에서, "사람의 체형과 용모를 자세히 살피고, 거듭 추리해 보아서 만약에 의혹이 생길 때에는, 병증을 참작해서 분명하게 의심이 없어진 후에 비로소 약을 쓸 수 있다. 경솔하게 한 첩이라도 약을 잘못 주면 안 된다. 중병이거나 험증에는 한 첩의 약으로 사람이 죽을 수도 있다."고 강조했다.

한국한의학연구원의 안상우가 2001년에 발굴한 필사본《보제연설》이 동무 공의 작품이라고 나는『수세보원 들춰보기』를 통해서 주장했다. 이 편집본의 첫 편인「보제연설」에 '내가 보건대(以余所見)'로 시작하는 대목이 있다. 여기에서 나 여(余)는 물론 동무 공 자신이다.

"내가 보건대, 고을을 지나다가 큰 길에 보이는 천 마리의 소는 대개는 백정의 손에서 죽는다. 약을 쓰는 천 명의 사람 중에 4,5백 명은 반드시 의사의 손에서 죽는다. 병자에게 먼저 약을 주었는데 많은 사람을 죽였다면 어찌 두려워할 일이 아니겠는가. 삼가고 조심해야만 한다."

의사라면 무릇 약 쓰는 일을 조심하고 또 조심해야만 한다. 사상의학은 그런 의학이다. 사상의학으로 임상하는 의사의 진료소엔 반드시 뒷문이 있다는 속설이 있다. 우스개가 아니다.

먹기와 절제

「광제설」10-16

是故飮食 以能忍飢而不貪飽爲恭敬

그러므로 음식은 주림을 참고 배부르기를 탐하지 않는 것이

공경의 마음이다.

「사상인변증론」 11-19

有一老人曰 人可日再食而不四五食也 又不可旣食後添食 如
此則必無不壽

어떤 노인이 말했다. "1일 2회 식사하고 4~5회 하지는 말라.
또 식사를 마친 뒤 첨식을 말라. 이렇게 한다면 장수하지 못할
것이 없다."

「광제설」은 섭생을 말한 글이다. 동무 공은 조문 16에서 배부르기
를 탐하지 않는 마음이 장수로 향하는 공경의 마음이라 말한다. 이
것은 「사상인변증론」의 조문 19와 이어진다. 장수하려거든 하루에
두 번만 먹으라고 한 것이다. 그리고 더 먹지를 말라고 당부하였다.
이것은 동무 공의 말이 아니라 어떤 노인의 말인데, 아마도 그 노인
이 건강하게 장수한 분이었던 모양이다.

권도원의 체질식은 '적게 먹는 방식'이 아니라 '가려 먹는 방식'
이다. 하지만 식욕이라는 본능을 절제한다는 의미에서는 서로 비슷
하다. 절제란 마음가짐과 태도의 문제이다. 적게 먹는 것이든 가려
먹는 것이든 결국은 마음을 다스려야 하는 수행과 같다.

재능의 차이

「사상인변증론」 11-22

夫子曰 三人行必有我師 以此觀之則天下衆人之才能 聖人必

博學審問而兼之故大而化也

太少陰陽人 識見才局各有所長 文筆射御 歌舞揖讓 以至於博
奕小技細瑣動作 凡百做造面面不同 皆異其妙儘乎 衆人才能
之浩多於造化中也

공자께서 말씀하셨다. "세 명만 모여 가더라도 거기 반드시 나의 스승이 있다." 이로써 보건대 세상 사람들의 재능은 성인도 널리 물어가며 함께 한 것이다. 이처럼 태소음양인의 식견이나 재능은 각기 장점이 있다. 문체나 필체, 활쏘기, 말타기, 노래, 춤이나 읍하면서 예를 취하는 자세부터 장기, 바둑, 자잘한 동작에 이르기까지 모든 일에 모두 달라 전부 미묘한 차이가 있다.

동무 공이 「사상인변증론」의 조문 22에서 재능의 차이를 말한 부분이다. 문체나 필체(文筆), 그리고 읍(揖)하면서 예를 취하는 자세에서도 다르다(不同)고 하였다.

2007년에 추석을 닷새 앞두고 아버지께서 몰아가셨다. 제천에 있는 장례식장에 빈소를 차려 놓고 조문객을 맞는데, 조문을 온 두 사람의 금양체질을 보고 놀랐다. 남동생이 사적으로 선생님으로 모시는 분과 나와 아는 두 사람이다. 두 사람의 체형과 절(拜)을 하는 동작이 너무 똑같았던 것이다. 속으로 '체질 참 무섭다'고 되뇌었다.

영화감독 박찬욱 씨의 체질을 탐색하는 글을 쓰기 위해서 자료를 검색하다가 혼자 피식 웃었던 적이 있다. 그가 남긴 자료를 통해서 이미 충분히 공감했지만 '동서추리문고를 열심히 사서 모았다.'는 대목에서는, 대학 시절의 내가 소환당하는 기분이 되었으니 그렇다.

내가 책을 쓸 때 사상의학과 관련하여 도움을 많이 받는, 홍익한 의원의 이경성 원장이 보내준 자료를 보면서도 놀란다. 그가 정리한 자료들을 보면 마치 거울을 보고 있는 것 같다. 자료를 준비하고 정리하는 방식이 나와 거의 똑같기 때문이다.

권도원은 1997년 2월에, 『빛과 소금』143호에 기고한 [체질에 맞는 음식법이 건강 비결이다]에서 아래와 같이 썼다.

8체질의 특징은 인간의 모든 면에서 표현된다. 체형, 체취, 음성, 성품, 기호, 취미, 행동, 업적, 필적, 재능 등 어디서나 체질의 특징들을 엿볼 수 있으나 너무 산만하여 분명한 획을 긋기가 쉽지 않다. 그것이 바로 체질이 있으면서 없는 것 같은 이유다.

이렇게 재능과 행동은 같은 체질에서는 공감을 얻고, 서로 다른 체질을 구별할 수 있는 특징이 된다. 한 가지 덧붙인다면 체질이란 그 자체로 한계이다. 그러니 사람은 자기 체질에 맞춰서 자기가 잘 할 수 있는 것을 해야만 한다.

태양인

동무 공은 「사상인변증론」 조문 1에서 태양인의 수는 지극히 적다(太陽人數絶少)고 하고, 인구 구성으로 보면 1만 명 중에 서너 명이거나 10여 명이라고 했다. 서너 명과 10여 명을 함께 언급한 것은, 많은 쪽은 아마도 집성촌이 있는 지역을 고려한 것이 아닌가 하는 생각이 든다. 〈갑오구본〉에서는 북도산곡(北道山谷)과 남중원야(南中原野)로 나누어, 지역적인 차이에 따라 태음인과 소양인의 분포를 다르게 규정하기도 했다.

동무 공에 의해서, 인구 분포에서 0.1% 남짓이라고 규정된 태양인은 어떤 사람인가. 보통 태양인은 독창성과 창의성을 지닌 천재형 기인형이라고 표현되었다. 직관력과 통찰력이 있고 진취적인 성향에 소통을 잘하고 직선적이고 직설적이며 독선적인 경향이 있다. 완벽주의 성향이면서 엄격하고 공평하며 또한 주위 사람을 압도하는 카리스마를 지녔다. 사회에서 혁명가 발명가 선동가 정치가 전략가 전위예술가 중에 태양인이 많다.

역사적인 인물 중에서 나폴레옹(Napoléon Bonaparte) 히틀러(Adolf Hitler) 공자(孔子) 이태백(李太白) 테슬라(Nikola Tesla) 에디슨(Thomas Edison) 피카소(Pablo Picasso) 이소룡(李小龍) 스티브 잡스(Steve Jobs) 마이클 잭슨(Michael Jackson) 같은 사람들이 언급되었고, 한국에서는 이제마(李濟馬) 권도원(權度杬) 박정희(朴正熙) 조용필(趙容弼) 안철수(安哲秀) 봉준호(奉俊昊) 류현진(柳賢振) 이런 인물들이다.

이상에 진행된 글로만 보면 태양인은 부언가 특출하고 위대한 인물들만 있는 것 같다. 그렇다. 태양인은 지극히 적다고 하면서 또한 특별하다고 지금까지 인식되어 왔다. 그 숫자가 지극히 적으니 특별해질 것은 당연하지 않은가. 모두 「사상인변증론」 조문 1 때문이다. 동무 공은 자신이 태양인이니 자신과 닮은 사람들만 태양인이라고 생각을 한 것이 아닐까. 그리고 적게 태어나고 자손을 남기지 못하고 요절해버린다고 생각한 것은 아닐까. 동무 공은 자신과 비슷한 사람을 찾아내기도 만나기도 어려웠다. 그리하여 결과적으로 태양인에 대한 경험이 적어질 수밖에는 없었고 「태양인병증론」이 부실

해진 이유이기도 하다.

그런데 동무 공은 「사단론」에서 장리에 따른 분류로 태소음양인을 규정하고, 이어서 심욕에 따라서 비박탐나인으로 나누었다. 비박탐나인은 욕심을 쫓다가 인의예지를 잃어버려서 사람으로서 품격을 지키지 못하고 천박해진 사람에 대한 분류이다. 이때 비인은 태양인이고, 박인은 소양인, 탐인은 태음인, 나인은 소음인인데, 비인이란 예를 버리고 제멋대로 구는 사람이라고 했다. 특출하지도 않고 위대하지도 않은 태양인에 대해서도 말하고 있는 것이다.

태양인은 종종 사회의 규범과 제도를 무시하는 태도를 갖고 무례하게 굴고, 유아독존적인 태도로 독선적이며 상대방의 의견을 묵살하는 경우가 많고, 자신의 잘못은 인정하지 않으려고 한다. 또한 타인의 성취는 인정하지 않으면서 자신의 성과와 업적만을 소리 높여 자랑하는 버릇이 있다. 비사교적이고 비타협적이며 비현실적인데 이상주의적인 사고로 허황한 생각을 품어 과대망상형이라고 지칭되기도 한다. 그래서 현실에서는 아주 지질한 처지에 빠진 경우도 많다. 하지만 설령 그런 상황에 처해 있다고 해도 스스로는 그런 현실을 인정하려 들지 않으며 때론 전혀 개의치 않고 당당하게 대응한다.

그동안의 사상의학은 「변증론」 조문 1 때문에 평범한 태양인을 잃어버렸다. 이 조문은 태양인에 대한 심각한 오해를 심었다. 나는 이것이 동무 공의 결정적인 오류라고 생각한다. 자신들의 의지와는 상관없이 태음인 소양인 소음인 안으로 숨어 들어가 버린 평범한 태양인을 찾아야 한다. 그들은 목소리가 카랑카랑하다. 소리에 민감해서 음악에 재능이 있다. 약물에 부작용이 나거나 특정한 물질에 알레르기성 반응을 가진 경우도 많다. 뒤통수와 목덜미 부위가 발달된 경우가 많고 흉곽이 상대적으로 넓고 부피가 크다. 그리고 일견 별 재능과 특징이 없는 듯 보이는 경우도 많다.

체질과 유전

사상체질의학회에서는 태소음양인의 유전과 관련하여 공식적인 입장 표명이 없다. 사상의학 임상의들의 생각은 '유전이 된다'와 '유전과는 관련이 없다'로 갈라져 있다. 체질과 유전이 관련이 없다고 생각하는 쪽에는 사상인의 감별에 어려움을 겪고 있는 사람들이 많이 섞여 있을 거라고 짐작한다.

동무 공은 사상인의 장리는 천품이라고 했다. 그리고 천품으로 이미 정해진 것은 가히 논할 바가 없다고 못 박았다. 혹시 천품이라고 하니 태소음양을 하늘이 점지해 준다고 생각하고 있는가. 그런 생각을 품고 있는 사람이 있을지도 모르겠다.

자식은 부모를 선택할 수 없다. 자식은 부모로부터 생명을 이어받는다. 그리고 체질도 받는다. 우리는 체질을 선택할 수 없다. 모든 생명체의 생명은 선대에서 후대로 그렇게 이어진다. 동무 공은 유전이라는 개념과 인식을 직접 말하지는 않았지만, 나는 이것이 천품의 의미라고 생각한다.

「사상인변증론」 조문 5에 태양빈우마가 선능생산한다는 내용이 있다. 한두정은 1941년에 『상교현토 동의수세보원』을 펴내면서 이 부분을 불능생산으로 바꾸었다. 우리말에는 둘암소나 둘암말이라는 표현이 있는데, 이때 '둘'은 '새끼나 알을 낳지 못하는'의 뜻을 지닌 접두사이다. 한두정은 이 조문에 나오는 암소나 암말은 둘암소와 둘 암말이라고 본 것이다.

그럼 왜 한두정은 '생산하지 못한다'로 생각했던 것일까. 그는 「사상인변증론」 조문 1의 내용이 중요하다고 판단했던 것이다. 조문 1에 '태양인의 수는 지극히 적다'는 체질이 유전된다는 인식에 바탕을 두고 있다. 또 동무 공이 사상인론의 바탕에 만약 유전과 유사한 개념을 상정하지 않았다면 굳이 조문 5에서 태양인의 생산 문제를 꺼낼 필요는 없다. 한두정은 그런 스승의 생각을 충실히 그리고 적극적으로 따르고자 했다. 즉 불능생산이야말로 유전개념에 대한 강력한 시사인 것이다.

「사상인변증론」 조문 1의 내용대로, 태양인의 수가 계속 지극히 적은 채로 유지되려면 태양인 여성은 생산능력이 없다로 규정되어야만 한다. 그리고 태양인 남성은 젊은 시절에 열격병이나 해역병을 얻어서 자손을 많이 남기지 못하고 요절할 것이다. 이런 상황이 계속 유지되어야지 이 조문의 규정이 지속적으로 성립할 수 있다. 만약 부모 중에 태양인이 없이, 태음인과 소양인 그리고 소음인 아래에서 태양인이 출생할 수 있다면 이 규정은 절대로 성립할 수가 없는 것이다.

동무 공의 생각은 그러했고, 한두정은 스승의 생각을 충실히 따랐다. 하지만 '태양인의 수는 지극히 적다'는 동무 공의 개념은 틀렸다고 나는 생각한다. 그리고 '태양인 여성이 생산하지 못한다'는 한두정의 판단도 옳지는 않다. 동무 공은 태양인인 자녀를 얻지 못한 것 같다. 그리고 아버지 이반오는 태양인이 아니었다. 하지만 동무 공을 낳은 친어머니가 바로 태양인이다.

7판본에서 조문 1의 출처표시에 관하여

그동안 학계에 있었던 〈수세보원〉 개초에 관한 증산의 이견은 권지일 4편에 해당하는 것이다. 〈사촌본〉의 등장으로 이 논쟁은 7판본의 내용이 맞는 것으로 결론이 났다. 권지일 4편은 〈구본〉에 존재하고 증산된 부분이 없다. 그리고 〈신본〉에도 존재한다.

〈신축판〉과 7판본에 모두 「태양인병론」, 「광제설」, 「사상인변증론」은 증산이 없다고 기록되어 있다. 그런데 「사상인변증론」 조문 1의 내용이 〈구본〉과 〈인본〉이 다르다. 과연 〈인본〉의 내용이 〈신본〉에도 있었는가 하는 것이 핵심이다.

〈인본〉의 개조(改草)나 7판본의 개초(改抄)나 모두 고쳐 썼다는 것이다. 개초는 동무 공이 쓴 용어가 아니다. 고쳐 썼다는 사실은 〈수세보원〉 전체에 해당하는 말이다. 「사상인변증론」도 고쳐진 것이다. 하지만 조문 1의 내용을 모두 들어내고 다른 것으로 바꿨으므로 조문수의 증가나 감소는 없다. 이렇게 해석하면 앞뒤가 맞는다. 그러므로 「사상인변증론」 조문 1은 〈신본〉에도 〈인본〉과 같은 내용으로 기록되어 있었다고 보는 것이 합당할 것이다.

〈신축판〉은 〈경자본〉을 위주로 하여 빠진 부분을 〈갑오본〉에서 보충한 것이다. 〈신본〉의 내용은 거의 〈인본〉에 반영되었다. 그러므로 〈인본〉의 「사상인변증론」 조문 1은 〈신본〉에 있던 내용이다. 한두정이 〈구본〉에 다른 내용이 있다는 것을 강조하는 의미로, 7판본에 특별하게 인본(印本)이라고 출처 표시를 한 것이다.

「사상인변증론」 조문 1이 〈인본〉의 내용으로 〈경자신본〉에 존재했다는 것이 사실이라면 '왜 한두정이 〈갑오구본〉의 내용으로 7판본에 싣지 않았는가?' 하고, 그간 학계에서 가졌던 오해가 해소된다. 〈갑오본〉의 조문 1을 동무 공이 고쳐 쓴 것을 율동계는 존중했고, 한두정은 율동계의 선택을 역시 지지했던 것이다. 설사 한두정 자신에게 〈구본〉의 내용을 선택하고 싶은 마음이 있었다고 하여도, 이미 〈신축판〉의 내용으로 세상에 알려진 것이 40년이나 경과되었으므로 괜한 혼란을 일으키고 싶지도 않았을 것이다. 그래서 인본(印本)이라고 출처 표시를 해서 자신의 의사를 나타내었던 것이라고 추측한다.

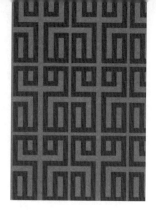

「四象人辨証論」の概要

　「四象人辨証論」は四象人の鑑別論である。四象人の特性は、体形気像、容貌詞気、性質材幹、そして恒心や病証に現れる。この要素を総合的に判断して、太少陰陽人を見分けるのである。こうした手続きを「辨証」といったものだが、伝統の韓医学の「辨証」とは概念が異なるので、鑑別とつかうのが適合すると思う。

　「甲午旧本」の編制でも「四象人辨証論」は最後に配置されている。したがって、東武公は四象人の「病証論」をすべて見た後に「四象人辨証論」を見るように意図したものである。

　「四象人辨証論」は28個の条文で構成されている。ところが、条文23から条文28までは『寿世保元』全体の編輯後記のような性格の文章である。実際の条文は22個と見るのが適当である。下に「四象人辨証論」の構造を表に整理した。条文1から条文9まで、条文10から条文12まで、条文13から条文16まで、条文17から条文22まで、このように四つの部分に分けることができる。ここで注目すべきは、体形に対する条文が七つ個であることである。「四象人辨証論」では全般的に体形が強調されている。「四象人辨証論」が四象人の鑑別論

なら、鑑別の核心はまず体形であることが分かる。

　体形の強調とともに、体形だけに判断してはならないという注意が添加されている。条文7が代表的であり、条文8と9にも出てくる。

「四象人辨證論」의 構成

条文番号	内容	区分
11-1	太少陰陽人の構成比率	分布 体形(7条文) 性質材幹
11-2	体形氣像	
11-3	性質材幹	
11-4	体形不難弁	
11-5	太陽女体形壮実	
11-6	少陽人体形	
11-7	少陽人短小静雅	
11-8	太陰人と少陰人の体形	
11-9	少陰人の体形と太陰人の体形	
11-10	恒心 太陰人	恒心
11-11	恒心 少陽人	
11-12	恒心 少陰人 太陽人	
11-13	少陰人 咽喉証	病証
11-14	太陽人 大便不通証	
11-15	完実無病	
11-16	代表的な病証	
11-17	形容 仔細観察	注意
11-18	養生之術	
11-19	小食	
11-20	心の修養	
11-21	警戒	
11-22	才能 差異	

四象人の比率

「四象人辨証論」11-1

太少陰陽人以今時目見 一県万人数大畧論之 則太陰人五千人
也 少陽人三千人也 少陰人二千人也 太陽人数絶少 一県中或
三四人十余人而已

太少陰陽人を今の人口分布で見ると、一県の人口を1万人と
すれば概して太陰人は五千人、少陽人は三千人、少陰人は
二千人であり、太陽人はその数が非常に少なく、一県に3~4
名ないしは十余人にすぎない。

「四象人辨証論」の最初の条文である。太少陰陽の四象人の人口
構成比率を表明した有名な文章である。東武公が県で例を挙げたの
は、鎮海県監を務めたからだろう。

「印本」の「辛丑本」に触れる四象人の構成比率は、太陰人
50%、少陽人30%、少陰人20%、太陽人0.1%である。太陽人は「絶少」
といった。この時の絶は「ひどく、非常に」という意味だ。太陽人
の数は非常に少なく、1万人（1県）の中で3-4人または十余人のだけだ
という。

ところが2000年に東武公の家系の後孫の李聖洙翁が『咸山沙村東
医寿世保元甲午旧本』を公開しながら、弁難が始まった。また、延
辺の金九翊を通じて先に出た『東医寿世保元四象草本卷』もこの
頃、四象医学界で関心を集めていたので、両資料に載った構成比率

が「辛丑本」の内容と重なって、意見がまちまちになった。

　ところが、『咸山沙村甲午旧本』は『旧本』、『新本』、そして『辛丑本』と比較して、相異なる部分だけを抜き出して抄録したもので、『甲午旧本』の全体が完全に見られるわけではないので、弁難は纏まらない。一部の研究者は、1940年に韓敏甲によって咸興から「甲午旧本」が筆写される際に筆写者の加筆の迷惑を提起することもあるが、私はこれが過剰に解釈したものだと思う。弁難になった「旧本」の条文である。

　　〈壽世保元〉舊11-1
　　太少陰陽人以今時目見 北道山谷 一県万人数大畧論之 則少
　　陽人伍千人也 太陰人三千人也 少陰人二千人也 太陽人数絶
　　少 一県中或三四人十余人而已
　　以南中原野 一県万人数大畧論之 則少陽, 太陰人 各四千人也
　　少陰人二千人也 太陽人数亦絶少 一県中或三四人十余人而已

　山と谷の多い北方と、南中部の平野地帯を区分して構成比率を明らかにしたものである。北方は少陽人50%、太陰人30%、少陰人20%、太陽人0.1%であり、南方は少陽人と太陰人が各各40%、少陰人は20%、太陽人0.1%といったのである。少陰人と太陽人の比率は北と南が同じで、「印本」と「旧本」でも少陰人と太陽人は違い目がない。だから朝鮮半島で太陽人は全体的に0.1%で非常に少ないと東武公は明らかにしたものである。

重要な点は、「旧本」では少陽人が先頭で構成比率を主導している
ということである。そうしていて「印本」に移ろうと、太陰人が50%
を占めることになる。これが「甲午旧本」と「印本」の条文にはっ
きり区別される点である。

　「旧本」では地域的な差異を考慮して、「辛丑本」では地域の特性
を無視した。そして太陰人と少陽人の比率を見る観点に変化があっ
たのだ。「旧本」を書き改めて「新本」につくるときに太陰人に関し
た部分が多く直ったので、太陰人の数を優勢に見た「辛丑本」の観
点が東武公の最終的な概念といえるであろう。

　「旧本」と「印本」の両版本の内容だけを見ると、以上のように
解釈することに全く無理もない。しかし、ここに『四象草本卷』の
内容が入り込んで問題を複雑に作ったのである。『四象草本卷』の
第4統の病変の条文9-3に出る四象人の比率は「辛丑本」の内容と同
一だ。

　研究者は『四象草本卷』が「旧本」より早く成立したとみてい
る。『四象草本卷』は東武公が40代後半から50代前半に、「甲午本」
は57歳~58歳に執筆されて、1894年に完成された。したがって、
四象人の構成比率を明らかにした条文の内容が『四象草本卷』と
「印本」が同一であり、年代順では中間に該当する「甲午本」だ
けが違うということに疑問を投掛けるのである。

　『四象草本卷』は『寿世保元』の下書きのような内容である。
そのため、「草本卷」という名前がついた。これは一定の順序と
体系で構成されているが、これも筆写本であり、東武公が生前に

れをどのように管理したかは知られていない。そして研究者が推定した成立時期もまた証拠資料がない、研究者の推定ばかりである。とにかく「辛丑本」を編集した栗洞契の文人たちの最終見解が反映して、条文11-1できまったのである。

鄭容在院長は、2018年1月に発行した自分の本の『東医寿世保元』において、自身の韓医院に来院する人の分布を公開した。太陰人が60%、少陽人は20%、少陰人は10%、太陽人は10%ということになる。太陰人がやや多すぎて、少陽人を少なすぎるに見た傾向はあるが、太陽人を10%としたのは非常に勇気のある発言だと思う。

太陽人の数

「四象人辨証論」11-1
　太陽人数絶少
　太陽人の数は非常に少ない

「四象人辨証論」の順序は条文1で四象人の構成比率を提示した後に、四象人の特性に対する説明が続く。これは巻之一の論編で、最初の条文は定義や規定で始作する叙述の方式と同一である。つまり、条文1が定義（規定）の役割を担当しているものである。ある研究者はこの条文を、「東武公が後学たちのために大略的な比率を参考できるように提示するもの」と解釈したが、私は東武公がこの条文をそれほど柔らかく書いたことはないと考える。

「四象人辨証論」の全篇で「太陽人の数は非常に少ない(太陽人数絶少)」ということが強調されているのがその証拠である。特別に条文1、4(人数稀罕)、5(鮮能生産)で太陽人が非常に少ないということを強調した。東武公は太陽人の体形気像、すなわち「体形は壮健で充実する(体形壮実)」に注目して、まさに自身に似た人だけを太陽人だと思うようである。

条文1が規定であるとした。もちろん後世の臨床家と四象学界の研究者に対して、条文が及ぼす影響力が弱まるところはあるが、2003年に進行された研究を見ると、「太陽人が非常に少ない」という概念は如前に有効だようである。

李泰圭は2005年12月21日に、『四象体質医学会誌』に報告する「韓国人の四象人の分布に関する研究」を通して、2003年1月から2003年6月まで慶熙医療院の附属の東西統合健康検診センターに来院する健康人を対象として、調査された四象人の比率に対する調査結果を明らかにした。四象医学を専攻した専門医の診断と「QSCCⅡ説問紙」を通しる鑑別で同じな結果が出た1,423人が最終的に選択された。これを直接標準化法から導出した比率は、太陰人が45.4%、少陽人は28.2%、少陰人は26.4%であった。太陽人はいなかった。

この調査の最大の問題は「QSCCⅡ説問紙」である。この説問で太陽人は鑑別できない。なぜなら、太陽人が非常に少ないことを前提して作られた説問紙だからである。それで専門医が診断した太陽人3人さえも調査で脱落してしまった。

私は「太陽人の数は非常に少ない」と言った東武公の概念が間

違えていると思う。もちろん8体質の中の金陽体質と金陰体質が太陽人だという認識を受入れる前提の下にはそうである。東武公は1894年に『寿世保元』の「旧本」の原稿を完成して、1900年に逝去する前まで自身の原稿を整え続けた。ところで「太陰人編」の一部とすべての「太陽人編」は全く整えられていない。この理由により、「四象人辨証論」で太陰人編と太陽人編は、少陽人編と少陰人編に比して、内容が不完全ながら貧弱である。太陽人が非常に少ないという東武公の言及を裏返してみると、結局太陽人に対する調査と分析資料が足りなくて、研究が物足りないという告白で私は受け取っている。

太陽女

「四象人辨證論」11-5
太陽女体形壮実 而肝小脇窄子宮不足 故鮮能生産
以六畜玩理 而太陽牝牛馬体形壮実 而亦鮮能生産者 其理可推

　太陽人の女性の体形が壮実だが、肝が小さく、脇腹は狭く、子宮が不全なので、子供をよく産むことが珍しい。家畜(六畜)の場合でも、太陽の雌牛と雌馬はやはり体形が壮実だが、また子をよく生産することが珍しい。その理から推して知ることができる。

この条文の要点は、「動物にも体質の区分があるかどうか」では
ない。この条文を初めて見たときは事実その方に関心が傾いた。
動物は種ごとに同じ性質を持っている。この条文に「太陽牝牛
馬」があるが、太陽牝牛馬は太陽女と対句である。牛と馬とは、
すべて太陽の性質を持っているという意味である。ここに紛れて、
「動物にも太少陰陽の区分がある」という風に考えたら、わき道を
通って永遠に迷い込む。

　この条文で最も重要な部分は太陽女である。太陽人の女性が子
息がよく生産できないということだ。その例示として、太陽の性質
を持つ雌牛という言葉を聞いた。東武公は太陽と牛馬を結び合わせ
て、動物の体質を分ける意図はちっともなかった。ただ「太陽人の
女性」を強調するために太陽を登場させたのだ。

　この条文は「四象人辨証論」の最初の条文と関連して見なければ
ならない。一県に大体1万人を基として、太陽人は非常に少なく、
0.1%ほどといった。太陽人が非常に少なくなる基本的な条件は多く
生まれないことだ。それで韓斗正はもう一歩進んで、7版本を作り
ながら初めの「鮮能生産」を「不能生産」に直したのである。

土陰体質

「四象人辨証論」11−6
少陽人体形 上盛下虚 胸実足軽 剽鋭好勇 而人数亦多 四象人
中最為易辨

少陽人の体形は、上体が健実で、下体は弱く、胸が健実で足は軽い。行動はすばやく、勇猛を好む。人数も亦是多いので四象人の中で最も区分しやすい。

「四象人辨証論」11-7

少陽人 或有短小静雅 外形恰似少陰人者 観其病勢寒熱 仔細執証 不可誤作少陰人治

少陽人の中でも、小さく沈着で、外形は少陰人によく似ている者がいるから、寒熱などの病勢を仔細に観察して、少陰人とまちがっ治療してはならない。

東武公は「四象人辨証論」で少陽人の体形と特性について説明しながら、あわせて注意点について述べた。少陽人の体形は普通上盛下虚して胸襟が発達した。少陽人と反対する少陰人は上虚下盛して膀胱が発達した。この時に出た「膀胱」は小便袋ではなく臀部を意味する。少陽人の形勢は逆三角形で、少陰人は反対と見ればよい。

そして少陽人は活発ながら勇ましく、さしでがましいのでわかりやすく、人の数も多く普通は周辺でよく目につくので、区分しやすいという。ところが、必ずしもそうではない少陽人がいたのである。

私は条文7を、東武公がそのように間違えた判断をして、短小静雅な少陽人を少陰人に治したことがあるという告白だと思う。そしてそのような特徴を持った少陽人を最終的に少陽人と確定した

基準は病証の観察と投薬結果の検証だろう。

　活動的で、誇示的で、熱しやすい少陽人は見破りやすい。ところが、意外に静かな少陽人がいる。そして、普通はかたちがちんまりする。東武公は分明にこんな少陽人を見たのだ。

　私はこの条文を見た時、他の考えをした。私は8体質論を勉強しているからだ。誇示的少陽人は土陽体質 (Pancreotonia) であり、沈着な少陽人は土陰体質 (Gastrotonia) である。2つの体質だけで、相対的特性を比較するなら、そうだということだ。結論的に東武公は土陰体質にあったのである。

　しかし、すべての土陰体質が短小静雅ではない。土陰体質の体形も多様である。これは当然の言葉だ。東武公が、小さく矮小な少陰人もあり、大きく健壮な少陰人もあり、大きく健壮な太陰人もあり、6尺の短身もあるといわれるように、全て体質にはいろいな体形の人々が存在する。だから体質の勉強が難しいのだ。我々はこれを「同一体質の内の多様性」の側面から見る。体形だけでなく性格、嗜好等も多様である。ただし、その形質の典型的な特性を保有する人がいるが、そのような人は他の体質と比較するとき、比較的簡単に判別できる。

　これは別の話だ。条文6で、少陽人の数が「やはり多い (亦多)」と述べて、最も多いとは言わなかった。太陰人が多く、少陽人もやはり多いという意味である。あえてこの句節にとって、少陽人が最も多いと表現した「旧本」の内容を想起する必要はないと思う。

四象人の脈

「四象人辨証論」11−8

太陰人脈 長而緊 少陰人脈 緩而弱

太陰人の脈は長で緊である。少陰人の脈は緩で弱である。

「四象人辨証論」の条文8は、太陰人と少陰人の体形が似通って、区別するのが難しいので、病証を調べて判別しなければならないといいながら、いろいろな区分のポイントを羅列したが、この中で太陰人の脈と少陰人の脈を比較した部分である。東武公の著述から脈に関する言及は非常に少ない。さりとて東武公が脈で太少陰陽の特徴を見られなかったわけではない。

ここで、太陰人の脈と少陰人の脈を比較したのは絶対的かつ相対的だ。長は弱と、緊は緩と結び付ける。「長」は大きいという意味だ。弱は低く弱いということである。緊は緊張感があるのだ。緩はたるいということだ。大きいものは高いだけでなく、容積も大きい。だから太陰人の脈は相対的に著しい。

8体質医学の特徴の中の一つで、体質鑑別のツールである体質脈診は、各体質ごとに固定して発顕する体質脈を通して、体質を鑑別するものである。私は体質脈が1964年末ごろに権度杬によって発見されたと推定している。権度杬はその以前に六部定位脈法を応用して太少陰陽人の脈をわけて試みた。そしてまた日本の経絡治療派が使っていた比較脈診法から体質脈のアイデアを得たと酌

み取る。予て構想（デザイン）しておいた8つに区分された仮想の体質脈図があっただろう。

　もちろんそれより先に「四象人辨証論」の少陰人と太陰人の脈に対する説明にも得たものがあるだろう。体質脈図で木体質（太陰人）と水体質（少陰人）の体質脈の大きさを比較してみるとそうだ。

四象医の裏口

「四象人辨証論」11–16
　人物形容仔細商量 再三推移如有迷惑 則参互病証 明見無疑 然後 可以用薬 最不可軽忽 而一貼薬誤投 重病険証 一貼薬必殺人
《普済演説》「普済演説」
　以余所見 通邑大道千牛 皆死於屠夫之手 用薬者 千人中四伍白人 必死於医手也 先病者之薬 益多殺人 豈不懼哉 慎之慎之

　東武公は「四象人辨証論」の条文16において、「人の体形と容貌を仔細に調べて、重ねて推理によって萬若に疑惑が生じるときは、病証を参考して、確かに疑心が無くなった後に、初めて薬を使うことができる。薬を1貼でも軽率に誤って投薬してはいけない。重病か険証には1貼の薬で人が死ぬこともある」と強調した。

　韓国韓医学研究院の安祥祐が2001年に発掘した筆写本の『普済

演説』が東武公の作品であると私は『寿世保元をひもとく』という私の本を通じて主張した。この編輯本の最初の編の「普済演説」に「私が見るには(以余所見)」として始めする部分がある。ここで「余」はもちろん東武公の自分だ。

　「私が見るには、県を通りすぎて、大通りに見える千頭の牛は、多くは屠畜業者の手で死ぬ。薬を服用する千人の中で4~5百人は必ず医師の手によって死ぬ。病者にまず薬を与えたのに多くの人が殺したとすればどうして恐れることがないか。慎んで気をつけなければならない」

　医師なら、薬を投与することに気をつけて、また気をつけなければならない。四象医学はそのような医学である。四象医学として診療する医師の診療所には必ず裏口があるという俗説がある。笑い話ではない。

食べると節制

「広濟説」10-16
是故飲食 以能忍飢而不貪飽爲恭敬
だから、食べ物は飢えを我慢して、飽食を貪らないのが恭敬の心だ。
「四象人辨証論」11-19
有一老人曰 人可日再食而不四伍食也 又不可旣食後添食 如此則必無不寿

ある老人が「人は一日に2食で十分であるのに、4～5食したり、食後に間食をするのは、よくないことである。このようにすれば絶対長生きできない。」といった。

　「広済説」は摂生を言及した文である。東武公は条文16で、お腹がいっぱいになることを欲張らない心が長寿に向かう恭敬の心だと述べる。これは「四象人辨証論」の条文19と続く。長寿したいなら、一日に二回だけ食べろと言ったのだ。そしてもっと食べるなと当付した。これは東武公の言葉ではなく、ある老人の言葉だが、おそらくその老人が長寿した方だったようである。

　権度杬の体質食は、「少なく食べる方式」ではなく、「選り好みする方式」である。だが食欲という本能を節制するという意味では相似る。節制とは気構えと態度の問題だ。少なく食べるものでも、選り好みするものでも、結局は心を治めなければならない修行のようだ。

才能の差異

「四象人辨証論」11-22
夫子曰 三人行必有我師 以此観之則天下衆人之才能 聖人必
博学審問而兼之故大而化也
太少陰陽人 識見才局各有所長 文筆射御 歌舞揖譲 以至於博
奕小技細瑣動作 凡百做造面面不同 皆異其妙儘乎 衆人才能

之浩多於造化中也

孔子曰く「三人行へば、必ず我の師がある」。これにより世人の才能は聖人も広く問われ、共にしたのである。このように太少陰陽人の識見や才能はそれぞれ長点がある。文体や筆体から、弓術、馬乗り、歌、礼を尽くして辞譲する姿勢、将棋、囲碁、瑣末な動作に至るまで、すべてにおいて異なることから、全部微妙な違いがある。

東武公が「四象人辨証論」の条文22で、才能の差異を説いた部分である。文体や筆体、そして礼を尽くして辞譲する姿勢でも、異なると言った。

2007年の秋夕(チュソク)の5日前に、父が亡くなった。堤川の葬礼式場で弔問客を迎えるが、弔問に来た二人の金陽体質を見てびっくりした。弟が私的に先生として仕える方と私と知り合いの二人からだ。二人の体形と、拝する動作があまりにも同じだったのである。心中で「体質は本当に怖い」と繰り返した。

映画監督の朴贊郁さんの体質を探索する文を書くために資料を検索する途中、一人でにやりと笑ったことがある。彼が残した資料を通して、すでに充分に共感したが、「東西推理文庫を一生懸命買い集めた。」というところでは、大学生時代の私を召喚する思いをしたからである。

私が本を書くときに四象医学と関連して、助けを多く受ける弘益韓医院の李環城院長が送った資料を見てびっくりする。彼が整

理した資料を見ると、まるで鏡を見ているようだ。資料を準備して整理する方式が私とほぼ同じだからである。

権度杬は1997年2月に、『光と塩』143号に寄稿した[体質に合う飲食法が健康秘決である]の中で、以下のように書いている。

8体質の特徴は人間のあらゆる面で表現される。体形、体臭、音声、性品、嗜好、趣味、行動、業積、筆跡、才能等、どこでも体質の特徴がうかがえるが、すごく散漫なので確かな区分が容易ではない。それがまさに体質があるとも言えるし、無いとも言える理由だ。

このように、才能と行動は同じ体質では共感を得て、異なる体質を区分できる特徴になる。一つ付け加えると、体質とはそれ自体で限界になる。だから人は自分の体質に合わせて、自分が得意とできることをしなければならない。

太陽人

東武公は「四象人辨証論」条文一で「太陽人の数は至極に少ない（太陽人数絶少）」と言ったし人口構成から見ると一万名のうちに三〜四名または十余名だと記されている。三〜四名と十余名をそれぞれ言及したんですが十余名というのはおそらく集姓村がある地域を考慮したのではないかと思える。『甲午旧本』では北の山間部と南の平野部に分けて地域的差異によって太陰人と少陽人の分布に関して別の規定している。

東武公によって人口分布から0.1%ほどだと規定された太陽人はど

んな人か。普通の太陽人は独唱性と創意性を持つ天才型や奇人型だと表現された。直観力と洞察力があり進取的な性向に疏通をよくしる。直線的な、直説的な、独善的な傾向がある。完璧主義的な性向がありながら厳格であり公平である。また回りの人を圧倒するカリスマを持っている。社会において革命家、発明家、煽動家、政治家、戦略家、前衛芸術家の中には太陽人が多い。

　歴史的な人物のうち、ナポレオン・ボナパルト（Napoléon Bonaparte）、アドルフ・ヒトラー（Adolf Hitler）、孔子、李太白、ニコラ・テスラ（Nikola Tesla）、トーマス・エジソン（Thomas Edison）、パブロ・ピカソ（Pablo Picasso）、李小竜、スティーブ・ジョブズ（Steve Jobs）マイケル・ジャクソン（Michael Jackson）等が太陽人だ。また韓国では李済馬、権度杬、朴正熙、趙容弼、安哲秀、奉俊昊、柳賢振のような人がいる。

　以上に述べた文章だけを見ると太陽人は何か特出して偉大な人物ばかりがあるようだ。そうだ。太陽人は至極に少ないとしながら特別だと今まで認識されてきた。その数字が至極に少ないので特別だということは当然ではないか。すべて「四象人辨証論」条文一のためである。東武公は自身が太陽人だから自身と似ている人だけ太陽人だと思っていたのではないだろうか。そして、少し生まれて、子孫を残さずに夭折してしまうと思ったのではないだろうか。東武公は自身と似る人者を見つけるのも会うのも難しいかった。そうして結果的に太陽人に対する経験が少ないしかなくて「太陽人病証論」が不実となった理由でもある。

さて、東武公は「四端論」から臓理による分類で太少陰陽人を規定して、続いて心慾によって鄙薄貪懦人に分けた。鄙薄貪懦人は慾心を追い求めて仁義礼智を失くしたため、人としての品格を守らないで、浅薄になった人に対する分類である。この時、鄙人は太陽人、薄人は少陽人、貪人は太陰人、懦人は少陰人だが、鄙人とは「礼を捨ててわがままに振る舞う人だ(棄禮而放縦者)」といった。特出しないし偉大でない太陽人についてもいっているのだ。

　太陽人はときどき社会の規定と制度を無視する態度を取るし、無礼な行動をするし、唯我独尊の態度で独り善がりであり、相手の意見を握り潰すときが多く、自分自身の誤りを認めようとしない。また他人の成就は認めずに自身の成果と業績だけを高揚して自慢する癖がある。非社交的、非妥協的、非現実的であり、理想主義的な思考で荒唐無稽な考えを抱き、誇大妄想者と呼ばれることもある。だから、現実では非常に庸劣な羽目に陥る境遇も多い。しかし、縦しんばそのような立場に置かれているとしても、自分自身はそのような現実を認めようとはせずに時には一向意に介さず堂々と対応する。

　今までの四象医学は「辨証論」条文一のために平凡な太陽人を失ってしまった。この条文は太陽人に対する深刻な誤解を植え付けた。私はこれが東武公の決定的なあやまりだと思う。自身の意思とはおかまいなしに太陰人、少陽人、少陰人の中に隠れしまった平凡な太陽人を探さなければならない。彼らの声はきりっとしている。音に敏感して音楽に才能がある。薬物有害反応が発症したり特定の物質にアレルギー反応を持つ立場も多い。後頭部と首筋部位が発達

した境遇が多く、胸廓が相大的に広く体積が大きい。そして一見別の才能と特徴がなさそうに見える場合も多い。

体質と遺伝

四象体質医学会には太少陰陽人の遺伝と関連して公式的な立場の表明がない。四象医学の臨床医の考えは、「遺伝になる」と「遺伝とは関連がない」に分かれている。体質と遺伝が関連がないと考える方の中には、四象人の鑑別に困難を経験した人が多く混ざっていると思う。

東武公は四象人の臓理は天稟といった。そして「天稟で、すでに定されたことは論ずるところがない（天稟之已定固無可論）」と釘を刺した。もし天稟といえば、太少陰陽を天が授けてくれると考えているのか。そんな思いを抱いている人がいるかもしれない。

子息は親を選べない。子息は父母から生命を受け継ぐ。そして体質も受ける。我々は体質を選べない。すべての生命体の生命は先代から後代にそうつながる。東武公は遺伝という概念と認識を直接言わなかったが、私はこれが天稟の意味だと思う。

「四象人辨証論」の条文5に「太陽牝牛馬～鮮能生産」という内容がある。韓斗正は1941年に『詳校懸吐 東医壽世保元』を発刊して、この部分を「不能生産」に変えた。韓国語にはドゥルアムソやドゥルアムマルという表現があるが、この時「ドゥル」は「子や卵を産めない」の意味を持つ接頭辞である。韓斗正はこの条文に出てくる

牝牛や牝馬は、ドゥルアムソとドゥルアムマルであると見た。

　では、なぜ韓斗正は「生産できない」と考えたのか。彼は「四象人辨証論」の条文1の内容が重要であると判断したのである。条文1に「太陽人の数は極めて少ない（太陽人数絶少）」は体質が遺伝されるという認識に基づいている。また、東武公が四象人論の土台に、もし遺伝と類似する概念を想定しなければ、あえて条文5で太陽人の生産問題を取り上げる必要はない。韓斗正はそんな師匠の考えを充実に、そして積極的に従おうとした。つまり不能生産こそ遺伝概念に対する強力な示唆なのである。

　「四象人辨証論」の条文1の内容通り、太陽人の数が至極に少ないまま維持されるためには、太陽人の女性は「生産能力がない（不能生産）」と規定されなければならない。そして太陽人の男性は若い時に噎膈病や解㑊病を得て子孫を多く残さずに夭折するだろう。この状況がずっと維持されるべくして、この条文の規定が持続的に成立することができる。もし、父母の中に太陽人がいない、太陰人、少陽人、少陰人の下で太陽人が出生できれば、この規定は絶対に成立できないのである。

　東武公の考えはそうであり、韓斗正は師匠の考えを充実に従った。しかし太陽人の数は至極に少ないという東武公の概念は間違ったと私は思う。そして、「太陽人の女性が生産することができない」という韓斗正の判断も正しくはない。東武公は太陽人の子女を得られなかったようだ。そして、父の李攀五は太陽人ではなかった。しかし東武公を生んだ親母がまさに太陽人だ。

7版本で条文1の出処標示に関して

　これまで学界にあった『寿世保元』の改抄に関して、書き加えるという異見は、巻之一の四つ編に該当するものである。「沙村本」の登場で、この論争は7版本の内容が合うもので結論が出た。巻之一の四つ編は、「旧本」に存在して、書き加える部分がない。そして「新本」にも存する。

　「辛丑版」と7版本には、いずれも「太陽人病論」、「広済説」、「四象人辨証論」は書き加えることがないと記録されている。ところが、「四象人辨証論」の条文1の内容が「旧本」と「印本」が異なる。果たして「印本」の内容が「新本」にもあったのかというのが核心である。

　〈印本〉の改草や7版本の改抄、すべて書き換えたものである。改抄は東武公の用語ではない。書き換えたという事実は『寿世保元』全体に該当することである。「四象人辨証論」も改まるものだ。しかし、条文1の内容をすべて抜いて、他のものに代替したので、条文数の増減はない。こうして解釈するとつじつまが合う。したがって「四象人辨証論」の条文1は「新本」にも、「印本」と同じ内容で記録されていたと見るのが適するだろう。

　「辛丑版」は、「庚子本」を中心にして、欠けた部分を「甲午本」から補充したものである。「新本」の内容はほぼ「印本」に反映した。したがって、「印本」の「四象人辨証論」の条文1は『新本』にあった内容である。韓斗正が「旧本」に他の内容があるということを強調する意

味で、7版本に特別に「印本」と出処を標示したのである。

　「四象人辨証論」の条文1が「印本」の内容で、「庚子新本」に存在したというのが事実なら、「なぜ韓斗正が「甲午旧本」の内容で、7版に載せなかったのか」といって、これまで学界で持っていた誤解が解消される。「甲午本」の条文1を東武公が書き換えたものを栗洞契は尊重して、また韓斗正は栗洞契の選択も支持したのである。たとえ韓斗正の自分に「旧本」の内容を選択したいという気持ちがあったとしても、すでに「辛丑版」の内容として世上に知られるのが40年の歳月が流れたので、わけもなく混乱を引き起こしたくもなかったであろう。そこで「印本」という出処を標示して、自分の意思を表したものと推測する。

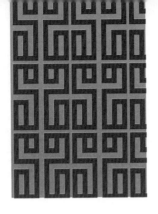

「四象人辨证论」的概要

「四象人辨证论」是四象人的鉴别论。四象人的特性体现于体形气象，容貌词气，性质才干以及恒心和病证中。综合这些要素来判断区分太少阴阳人。这种过程称作辨证，但和传统医学的辨证概念不同，所以我认为写作为"鉴别"更恰当。

在「甲午旧本」的编制中，也把「四象人辨证论」排在了最后。因此东武公的意图是全部看完四象人的「辨证论」后，再来看「四象人辨证论」。

「四象人辨证论」由28个条文构成。但是从条文23开始到条文28为止，可以说是《寿世保元》整体编辑的后记文的性质。因此实际上看作是22个条文比较恰当。在下面，用表格来整理了「四象人辨证论」的构成。按照条文1到条文9，条文10~12，条文13~16，条文17~22，可以象这样分为四个部分。在这里应该关注的是关于体形的条文有7个。从整体来看，「四象人辨证论」中强调了体形。如果「四象人辨证论」是四象人的鉴别论的话，可以知道鉴别的核心首先就是体形。

体形的强调以及增加了不能只看体形来判断的注意。有代表性的条文是条文7，并且在条文8和9也出现了。

「四象人辨证论」的构成

条文番号	内容	区分
11-1	太少阴阳人的构成比率	分布 体形(7条文) 性质才干
11-2	体形气象	
11-3	性质才干	
11-4	体形不难辨	
11-5	太阳女体形壮实	
11-6	少阳人体形	
11-7	少阳人短小静雅	
11-8	太阴人和少阴人的体形	
11-9	少阴人体形和太阴人体形	
11-10	恒心太阴人	恒心
11-11	恒心少阳人	
11-12	恒心少阴人太阳人	
11-13	少阴人咽喉证	病证
11-14	太阳人大便不通	
11-15	完实无病	
11-16	代表性的病证	
11-17	形容仔细观察	注意
11-18	养生之术	
11-19	小食	
11-20	调心	
11-21	警戒	
11-22	才能 差异	

四象人的比率

「四象人辨证论」11-1

太少阴阳人以今时目见 一县万人数大略论之 则太阴人五千人
也 少阳人三千人也 少阴人二千

人也 太阳人数绝少 一县中或三四人十余人而已

以现在的眼光来看太少阴阳人的话，假如有人口大约为1万人的一
个县，那么太阴人有5千人，少阳人有3千人，少阴人有2千人，太阳人
数非常少，一个县或者只有3，4名或者只有10多名程度。

这是「四象人辨证论」的第一句。是说明了太少阴阳四象人的人口
构成比率的很有名的一句。东武公以县为例是因为当过镇海县监。

在作为〈印本〉的〈辛丑本〉中，阐明的四象人构成比率是太阴人
50%，少阳人30%，少阴人20%，太阳人0.1%。认为太阳人是绝少的。这
里的"绝"是"深深的，不同寻常的"意思。认为太阳人的人数非常
少，一县的1万人中只有3，4人或者10几人而已。

但是在2000年，东武公家族中的后孙李圣洙翁公开了《咸山沙村东
医寿世保元甲午旧本》后引起了争论。同时又有通过延边的金九翊先
出现的《东医寿世保元四象草本卷》，因此正是在四象医学界关注集
中的时候，这两个材料中写得构成比率与《辛丑本》的内容有出入而
使得意见纷纷。

但是《咸山沙村东医寿世保元甲午旧本》仅作为比较了《旧本》
和《新本（庚子本）》以及《印本（辛丑本）》，并只摘取相互不同的部

分而写成，而使整体的《甲午旧本》没有被完全表现，所以论争没有被整理。甚至有一部分研究者提出了，因为韩敏甲在1940年于咸兴对《甲午旧本》抄写时，抄写人添加内容的疑问。但是我认为这是过分解释。下面是成为论争的旧本条文。

〈寿世保元〉旧11-1

太少阴阳人以今时目见 北道山谷 一县万人数大略论之 则少阳人五千人也 太阴人三千人也 少阴人二千

人也 太阳人数绝少 一县中或三四人十余人而已

以南中原野 一县万人数大略论之 则少阳, 太阴人 各四千人也

少阴人二千人也 太阳人数亦绝

少 一县中或三四人十余人而已

把有许多山和谷地的北方和南方中部平原地带进行区分并阐明了构成比率。宣称在北方，少阳人占50%，太阴人占30%，少阴人占20%，太阳人占0.1%，而在南方，少阳人和太阴人各占40%，少阴人占20%，太阳人占0.1%。在北方和南方，少阴人和太阳人的比率是一样的。在《寅本》和《旧本》中，少阴人和太阳人的比率也没有差异。所以东武公说在韩半岛朝鲜八道中，太阳人占整体的0.1%，这个比率是非常少的。

重要的是在《旧本》中，少阳人名列前茅，构成比率占主导地位。但是在《寅本》中太阴人占50%。这是《甲午旧本》和《寅本》条文的鲜明差异。

在《旧本》中，考虑了地域差异，而《辛丑本》中无视了地域特性。同时对太阴人和少阳人比率的观点发生了变化。通过《旧本》而改写《新本》的时候，对和太阴人有关的部分进行了许多改正，在《辛丑本》中，认为太阴人人数占优势的观点可以看作是东武公的最终概念。

只看《旧本》和《新本》这两个版本的内容的话，和上面的内容相同的解释没有异议。但是在这里插入了《四象草本卷》的内容以后，问题就变得复杂了。在《四象草本卷》第4统的病变条文9-3中出现的四象人比率和《辛丑本》的内容相同。

研究者们认为《四象草本卷》比《旧本》先成稿。《四象草本卷》是东武公在40岁后期到50岁初期写作的，而《甲午本》是东武公在57岁~58岁执笔并于1894年完成的。所以在《四象草本卷》和《寅本》中，阐明四象人构成比率的条文内容是一样的，按照年代顺序，对应于中间时期的《甲午本》，单独地在不同的部分中提出了疑问。

《四象草本卷》是《寿世保元》的如同草稿一样的内容。所以得到了草本卷这一名称。虽然这个构成有一定的顺序和体系，但是也是手写本。没人知道在东武公生前，草本卷是被怎样管理的。并且研究者们推测的成稿时期也是没有证据资料的仅仅是研究者们的推测而已。总之，可以确定的是条文11-1反映了编辑《辛丑本》的栗洞契文人们最终的见解。

郑容在院长在2018年1月编著的《东医寿世保元》这本书中，公开了到自己韩医院访问的患者的分布。太阴人占60%，少阳人占20%，少阴人占10%，太阳人占10%。虽然看起来多少有点太阴人人数过多而少阳人人

数过少的倾向，但是我认为声称太阳人占10%的说法是很有勇气的。

太阳人的数

太阳人数绝少
太阳人的人数极其少

在条文11-1中，「四象人辨证论」的顺序是，在揭示了四象人构成比率以后，紧接着对四象人的特性进行了说明。在卷之一的论篇中，第一个条文是与作为定义或者规定来开始的叙述方式相同。即条文11-1是担当了定义（规定）的作用。某位研究者把这个条文解释为"这是东武公向后学者们揭示了大体的参考比率"。而我不认为东武公会如此婉转地写下这些。

在「四象人辨证论」的前篇中强调了"太阳人数绝少"就是证据。特别是通过条文11-1，11-4（人数稀罕），11-5（鲜能生产）强调了太阳人非常少的事实。东武公对于太阳人的体形气象，即"体形壮实"给予关注，好像认为必须和自己长得像的人才是太阳人。

条文11-1被认为是规定。当然对于后世的临床家和四象医学界的研究者们来说，这个条文引起的影响力虽然变弱了，但是按照在2003年进行的研究来看，"太阳人数绝少"的概念看起来依然有效。

李泰圭于2005年12月21日在『四象体质医学会志』中报告的「关于韩国人中四象人分布的研究」中，发表了从2003年1月到2003年6月为止，以在庆熙医疗院附属东西统合健康检查中心就诊的健康人为

对象，进行的四象人比率调查的结果。最终选择了四象医学专业医师的诊断和通过"QSCCⅡ调查表"的鉴别而结果一致的1423人。这个是通过直接标准化法而导出的比率，其中太阴人占45.4%，少阳人占28.2%，少阴人占26.4%，不存在太阳人。

这一调查最大的问题在于"QSCCⅡ调查表"。这个调查表不能鉴别太阳人。因为这是在太阳人极其少的前提下制定的调查表。所以即使有3位被专业医师诊断为太阳人，也在调查中被遗漏了。

我认为说"太阳人数绝少"的东武公的概念是错误的。当然在8体质中，在接受金阳体质和金阴体质是太阳人这一认识的前提下是这样的。东武公于1894年完成了《东医寿世保元》的〈旧本〉文稿，到1900年去世前为止，一直在推敲修改自己的文稿。但是太阴人篇的一部分和太阳人篇的全篇一点都没有被推敲。因为这个理由，在四象人病证论中，太阴人篇和太阳人篇与少阳人篇和少阴人篇比较起来看的话，内容不完整或者贫乏。如果反过来看待东武公提及的太阳人数极其少的话，我认为结论是对于太阳人的调查和分析资料不足，研究不尽人意的一种告白。

太阳女

「四象人辨证论」11-5

太阳女体形壮实 而肝小胁窄子宫不足 故鲜能生产

以六畜玩理 而太阳牝牛马体形壮实 而亦鲜能生产者 其理可推

女性太阳人体形虽然壮实，但肝脏小并且胁肋部狭窄而子宫机能不足，所以只有很少数能生育。按照六种牲畜的道理仔细想一想的话，虽然太阳的母牛和母马体形确实壮实，但很少能生产幼崽，也可以按照这个道理推断。

这个条文的要点并不是"对于动物来说，也有体质区分吗?"事实上，第一眼看到这个条文的时候，关心就会往这方面倾斜。动物按种类有自己相同的性质。这个条文中出现了"太阳牝牛马"，太阳牝牛马和太阳女相互为对句。是牛和马具有相同的太阳性的意思。如果在这里产生混乱，掉入"对于动物来说，也有太少阴阳的区分。"的想法中的话，就永远不能从迷路中出来而一直漫无目的。

在这个条文中，最重要的部分是"太阳女"。女性太阳人很难怀孕。作为例证就提到了有太阳性的母牛和母马。东武公全然没有把太阳和牝马结合起来而区分动物的体质的意图。只是为了强调"太阳人的女性"而使得太阳出现了。

这个条文应该要和 「四象人辨证论」的第一条条文参照来看。说明了以一个县中大约有一万人为基准，太阳人非常少，占0.1%程度。使太阳人非常少的基本条件应该是不能过多生育出来。所以韩斗正更进一步，制定了7版，把"鲜能生产"改成了"不能生产"。

土阴体质

「四象人辨证论」11-6

少阳人体形 上盛下虚 胸实足轻 剽锐好勇 而人数亦多 四象
人中最为易辨

少阳人的体形上体旺盛而下体虚弱。胸部坚实而腿部轻盈。
剽悍锐猛而很勇敢，人数也多，在四象人中最容易辨认。

「四象人辨证论」11-7

少阳人 或有短小静雅 外形恰似少阴人者 观其病势寒热 仔
细执证 不可误作少阴人治

少阳人间或有矮小安静而文雅，外形上酷似少阴的情况，
观察他的病势和寒热，仔细诊察而不可以当作少阴人误
治。

　　东武公在「四象人辨证论」中，对于少阳人的体形和特性进行说
明同时提到了注意点。少阳人普通体形是上盛下虚而胸襟发达。和
少阳人相反的少阴人是上虚下盛而膀胱发达。这里出现的膀胱不是
小便储存袋而是臀部的意思。少阳人的形势为倒三角而少阴人看成
是其反对就好了。

　　并且少阳人偏于活泼，勇敢而喜欢出头，容易显示自己，人数也
多。通常在周围很突出，容易被辨识。但是也有并非一定如此的少
阳人。

我认识到在条文7中，东武公有象这样的错误判断，有把短小静雅的少阳人当作少阴人治疗的告白。同时具有这种特征的少阳人最终通过少阳人确诊的基准，即病证的观察和用药结果来被检验。

活跃的、有表现力的、容易激动兴奋的少阳人很容易辨识。但是例外的有性格冷静的少阳人，并且通常体形矮小。东武公明明见过这样的少阳人。

我看到这个条文时有其他想法。因为我学习了8体质论。有表现力的少阳人是土阳体质(Pancreotonia)，冷静的少阳人是土阴体质(Gastrotonia)。如果只比较这两种体质的相对特性的话是这样的。结论是东武公见到的是土阴体质。

但是并非所有土阴体质都是短小静雅的。土阴体质的体形也是多样的。这是当然的。就像是东武公认为既有小而矮的少阴人也有大而长的少阴人，既有大而长的太阴人，也有如同身高6尺矮小的太阴人一样，每种体质都有不同体形的人。所以学习体质是有难度的。我们从"同一体质内的多样性"的角度来看待这一点。不仅是体形，性格和喜好等也是多样的。只是存在着保有这种典型体质特征的人，而这种人和其它体质比较时，相对容易判别。

这是题外话。在条文6中，提到了少阳人的人数也很多而并非最多。这是太阴人很多，少阳人也很多的意思。有了这个句子，我认为没有必要联想到《旧本》中少阳人是最多的的内容。

四象人的脉象

　太阴人脉 長而紧 少阴人脉 缓而弱

　太阴人的脉象是长而紧的。少阴人的脉是缓和弱的。

　　因为太阴人和少阴人在体形上相似而使区分有困难，必须仔细辨别病证来判别，所以罗列了几个区别点，其中「四象人辨证论」的条文8是太阴人和少阴人的脉象比较的大标题。东武公在著作中，绝少提到脉象。但是东武公并非不能通过脉象来观察太少阴阳的特征。

　　在这里，太阴人和少阴人脉象的比较，既是绝对性的又是相对性的。长和弱，以及紧和缓是一起的。长是大的意思。弱是低而虚弱的。紧是有紧张感而缓是舒缓。大并不只在高度上，容积上也很宽。所以太阴人的脉象相对来说比较鲜明。

　　在8体质医学的特征中，其中一种体质鉴别道具是体质脉诊，通过各体质具有的固有表现的体质脉象来鉴别体质。我推测体质脉象是在1964年末，由权度杬发现的。在此之前，权度杬应用六部 定位脉法试图来区分太少阴阳人的脉象。并且从日本的经络治疗派使用的比较脉诊法中获得了体质脉的灵感。有预先构想(design)成8种区分的假想的体质脉象图。

　　当然先于此，从「四象人辨证论」中少阴人和太阴人脉象的说明中也有收获。体质脉图中，比较木体质（太阴人）和水体质（少阴人）体质脉象大小的话就是这样的。

四象医师的后门

「四象人辨证论」11-16

人物形容仔细商量 再三推移如有迷惑 则参互病证 明见无疑
然后 可以用药 最不可轻忽 而一贴药误投 重病险证 一贴药
必杀人

《普济演说》「普济演说」

以余所见 通邑大道千牛 皆死于屠夫之手 用药者 千人中
四五百人 必死于医手也 先病者之药 益多杀人 岂不惧哉 慎
之慎之

　　东武公在「四象人辨证论」条文16中强调了"要仔细考量人体的体形和容貌，再三推理，如果有迷惘和疑惑，就要参互病证，清楚地认识而没有疑惑，然后才可以用药，哪怕一贴药物不可以轻视的误投，特别是对于重病险证，误投一贴药必然可以杀人。"

　　韩国韩医学研究院的安祥祐表示在2001年发掘的笔写(手抄)本《普济演说》是东武公的作品，而我通过《寿世保元观察》来持这个主张．在作为这个编辑本第一篇的《普济演说》中，有"以余所见"为开头的句子。这里的"余"当然是指东武公自己。

　　"以我所看到的，通向城邑的大路可看到几千头牛，都死在屠夫的手中，用药的人，一千人中有四，五百人必然死在医生的手里，最先给病人的药物治死了很多人，怎么能不令人害怕呢？一定要谨慎又谨慎。"

总之，作为医生，用药一定要谨慎又谨慎。四象医学是这种医学。在四象医学临床医生的诊所里，必须有能够跑路的后门这一俗语。这并非笑话。

饮食和节制

「广济说」10-16

是故饮食 以能忍饥而不贪饱为恭敬

所以饮食的时候，以能够忍耐饥饿而不贪图饱食作为恭敬。

「四象人辨证论」11-19

有一老人曰 人可日再食而不四五食也 又不可既食后添食 如此则必无不寿

有一位老人说，人的饮食可以一日吃两次而不能吃四，五次。并且不可以吃完了再添饭，如果可以做到的话就必定不会不长寿。

「广济说」是讲摄生的文章。东武公在条文16中说明了不饱食的心性是趋向长寿的恭敬之心。这是接着「四象人辨证论」条文19的。想要长寿的话让我们一天吃两顿。并且说明了不能添饭。这不是东武公的话而是某位老人的话，有可能是这位老人看起来是健康长寿的样子。

权度杬的体质饮食不是"少食的方式"而是"选择性饮食方式"。但是从节制食欲这种本能的意义上来看是类似的。节制是心性和态度的问题。不管是少食还是选择性饮食，结果都是和修心一样的修行。

才能的差异

「四象人辨证论」11-22
夫子曰 三人行必有我师 以此观之则天下众人之才能 圣人必博学审问而兼之故大而化也
太少阴阳人 识见才局各有所长 文笔射御 歌舞揖让 以至于博奕小技细 动作 凡百做造面面不同
皆异其妙尽乎 众人才能之浩多于造化中也

孔子说，"在一起行走的三个人中，必定有一位可以成为我的老师。"按照这个说法来看的话，圣人必须博学审问并且兼顾世界上大众的才能，所以才可以推广而教化。太少阴阳人的识见，才能各有长处，文体，笔迹，射箭，骑马，唱歌发，跳舞，作揖行礼，甚至于象棋，围棋等小技巧和琐碎的动作，所有行动造化，每一面都不同，都有不同而非常奇妙。大众的浩瀚才能存在于宇宙自然的道理中。

东武公在「四象人辨证论」条文11-22中，说明了才能差异的部分。笔迹和文风，以及作揖行礼时的姿势都有不同。

在2007年的中秋前五天，我的父亲辞世了。在堤川的葬礼仪式场的葬礼室中接待参加追悼会的客人，因看到参加追悼会的两个金阳人而

非常惊讶。一位是弟弟的私人老师，还有一位是我认识的人。这两人的体形和参拜的动作非常一致。我心里想"体质真得很可怕"。

在为了写探测电影导演朴赞郁体质的文章而搜索资料时，有情不自禁而笑出来的情况。通过他留下的资料，虽然我已经有充分的共通感，仍然在"经常买东西推理文库来看"的这个句子中，得到了被大学时期召唤的感觉。

著书时，当我看着给我和四象医学有关的许多帮助的弘益韩医院的李璟城院长发来的资料时，也很惊讶。看着他整理的资料就像看着镜子一样。因为他准备和整理材料的方式几乎和我一样。

1997年2月，权度杬在期刊《光和盐》的143号中，投稿的《符合体质的饮食法是健康的秘诀》里这样写到。

8体质的特征会在人们的所有方面表现出来。虽然体形，体味，声音，性格，喜好，趣味，行动，业绩，笔迹，才能等任何地方都可以瞥见体质的特征，但是过于散乱而很难区分清晰的范围。这就是虽然存在体质但就像没有一样的理由。

像这样，相同体质在才能和行动中有共感，有和相互不同的体质来区别的特征。再加一点的话，体质其本身就是限制。所以人们必须根据自己的体质，做自己擅长的事情。

太阳人

东武公在「四象人辨证论」条文1中写到太阳人的人数极其稀少（太阳人数绝少），从人口构成来看，1万人中有3，4人或者10余人。3，4

人和10余人一起提到的原因，我想无非是考虑到人口较多的地方大概在集姓村地域。在《甲午旧本》中，区分北道山谷和南中原野，也按照地域差异规定了太阴人和少阳人分布的不同。

依东武公而言，定义为在人口分布中占0.1%多一点的太阳人是哪种人呢。通常太阳人被表现为有着独创性和创意性的天才型，奇人型。有直观能力和通察能力，以及进取性的性格，善于思想交流，并有直线性和直言性以及独善其身的倾向。完美主义的性格，严苛而公平，又有能压制住周围人的魅力。在社会中，革命家，发明家，煽动家，政治家，战略家，前卫艺术家中，太阳人很多。

在历史上的人物中，提到了如拿破仑(Napoléon Bonaparte)，希特勒(Adolf Hitler)，孔子，李白，特斯拉(Nikola Tesla)，爱迪生(Thomas Edison)，毕加索(Pablo Picasso)，李小龙，乔布斯(Steve Jobs)，迈克尔杰克逊(Michael Jackson)这样的人物，在韩国，有如李济马，权度杬，朴正熙，赵容弼，安哲秀，奉俊昊，刘贤振这样的人物。

只看前面写的文章的话，好像太阳人只限于某些突出而伟大的人物。是的。目前为止我们认识到太阳人极其稀少又非常特别。因为人数极其稀少就变得特别，这难道不是理所当然。全部是因为「四象人辨证论」的条文1。东武公人会不会因为自己是太阳人，所以认为和自己相似的人才是太阳人。并且是不是认为太阳人的出生率低，很难留下子孙后代，容易夭折。东武公很难找到并遇见和自己相似的人。所以从结论上来说，对于太阳人的经验不得以变得很少，也是「太阳人辨证论」内容不充实的原因。

但是东武公在「四端论」中，按照脏理分类来规定了太少阴阳人，

接着按照心欲区分了鄙薄贪懦人。鄙薄贪懦人是对于追逐心欲而丢弃了仁义礼智，不能坚持作为人的品格而变得浅薄的人进行的分类。这时鄙人是太阳人，薄人是少阳人，贪人是太阴人，懦人是少阴人。鄙人认为是抛弃了礼仪，按自己的想法放纵的人（弃礼而放纵者）。也说明了既不突出也不伟大的太阳人。

太阳人常常带着无视社会的规范和制度的态度，行动无礼，唯我独尊的态度来独善其身，大多数情况下，会无视对方的意见，不肯承认自己的错误。同时不认证他人的成果，有高声吹嘘自己的成果和业绩的陋习。非社交性，不妥协性，非现实性而有着依据理想主义思考方式产生的虚幻想法，也被称作过大妄想型。所以在现实中，大多数情况下，陷于卑微的境地。但是即使处于这种情况，自己不会承认自己处于这种现实中，有时候根本不在乎而堂堂正正地对应。

这期间的四象医学因为「辨证论」条文1的内容而丢失了平凡的太阳人。这个条文使我们对于太阳人植入了很深的误会。我认为这是东武公的决定性的谬误。必须挖掘出和自己的意志无关的，隐藏于太阴人，少阳人，少阴人内部的平凡的太阳人。这些人的声音很大。对于声音敏感而有音乐才能。常常会有药物副作用或者对特定物质有过敏反应。后脑勺和后颈部位常常很发达，胸廓相对较宽容积较大。并且在很多情况下，他们乍一看似乎没有天赋或特点。

体质和遗传

在四象体质医学会中，对于太少阴阳人遗传的内容没有公开表

明立场。四象医学临床医家的想法分成"有遗传"和"与遗传无关"。我以为在认为体质和遗传无关的一方中，可能有很多人正处于四象人鉴别难的处境。

东武公认为四象人的脏理是天禀的。同时，作为已经被天禀决定了的，不可以议论。或者因为称作天禀，是不是会认为太少阴阳受之于天。存在抱有这种想法的人也未可知。

子女无法选择父母。子女从父母那儿得到生命。同时得到体质。我们无法选择体质。所有生命体的生命就像这样从先代传到后代。东武公虽然没有直接提到有关遗传的概念和认识，但是我认为这意味着天禀。

在「四象人辨证论」条文5中，有"太阳牝牛马，鲜能生产"的内容。1941年，韩斗正编辑出版《详校悬吐东医寿世保元》时，把这部分改为"不能生产"。在韩国的语言中，有둘(石)母牛，或者둘(石)母马这样的说法。在这里的'둘'作为"不能产仔或下蛋"的意思的接头辞。韩斗正把在这个条文中出现的母牛或母马看作是不能产仔的动物。

那么为什么韩斗正会认为"不能生产"。因为他判定「四象人辨证论」条文1的内容很重要。在条文1中，"太阳人的人数极其稀少（太阳人数绝少）"是以体质可以遗传的认识为基础的。同时，东武公在四象人论的基石中，如果没有认识到和遗传相似的概念的话，实在没有必要在条文5中提到太阳人的生育问题。韩斗正充分并积极地追随了老师的这种思想。即"不能生产"就是对遗传概念的强烈声明。

在条文1中，"太阳人的人数极其稀少（太阳人数绝少）"是以体质

可以遗传的认识为基础的。同时，东武公在四象人论的基石中，如果没有提出和遗传相似的概念的话，实在没有必要在条文5中提到太阳人的生育问题。韩斗正充分并积极地响应了老师的这种思想。即"不能生产"就是对遗传概念的强烈声明。

按照「四象人辨证论」条文1的内容，太阳人要保持人数持续而极其稀少的话，只有规定女性太阳人没有生育能力（不能生产）。并且男性太阳人在年轻时就得噎膈病或者解㑊病，不能留下许多子息便夭折了。只有这种情况持续存在，才能使这个条文的规定一直成立。如果父母中不存在太阳人，而在太阴人和少阳人以及少阴人的后代中，可以有太阳人出生的话，这个规定就绝对不能成立。

东武公的想法是这样的，韩斗正充分地追随了老师的想法。但是我认为东武公"太阳人绝少"的概念是错误的。同时韩斗正"太阳女不能生产"的判断也不正确。东武公好像没有太阳人子女。同时其父李攀五并非太阳人。但是生下东武公的母亲就是太阳人。

关于7版中条文1的出处标示

目前为止，在学术界中，对于因为《寿世保元》改抄而产生的增删的不同意见在于卷之一四篇。《沙村本》的出现使这一论争得到了7版本的内容是正确的结论。卷之一四篇存在于《旧本》中，没有增减。同时在《新本》中也存在。

在《辛丑版》和7版本中，记录着「太阳人病论」，「广济说」，「四象人辨证论」全部都没有增减。但是在《旧本》和《印本》中，「四象人辨

证论」条文1的内容有不同之处。核心是果然《印本》的内容是否也存在于《新本》中。

《印本》的改抄抑或是7版本的改抄都是经过了修改而写成的。改抄并非东武公的用语。修正后写下来的事实存在于《寿世保元》全篇中。「四象人辨证论」也被修改了。但是由于第 1 条的所有内容都被删除并替换为其他内容，所以条文数没有增减。这样解释的话才前后对应而正确。所以这样看来，「四象人辨证论」条文1在《新本》中也和《印本》一样，记录着相同的内容是合理的。

《辛丑本》是以《庚子本》为主，将遗漏的部分在《甲午本》中得到补充。《新本》的内容几乎反映在《印本》中。因此《印本》的「四象人辨证论」条文1是在《新本》中已有的内容。韩斗正为了强调在《旧本》中有其他内容，而在7版本中特别地进行了称为印本的出处标示。

如果「四象人辨证论」条文1作为《印本》的内容而存在于《庚子新本》中是事实的话，"为什么韩斗正没把《甲午旧本》的内容写入7版本中?"，一直以来，带给学术界中的误会就可以解释清楚了。栗洞契尊重《甲午本》的条文1是东武公修正后写下的说法，而韩斗正也支持了栗洞契的选择。假设即使韩斗正自己有选择《旧本》内容的想法，但是《辛丑本》的内容已经问世40多年，他一定不希望引起不必要的混乱。所以我推测他以印本作为出处标示，表达了自己的意思。

[9]

체질
体質
体质

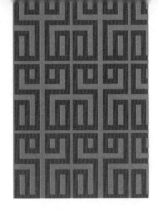

유고

유고란 죽은 사람이 생전에 남긴 원고이다. 그러므로 사실 동무 공의 저작은 모두 유고였던 셈이다. 동무 공이 작고한 후에『동의수세보원』을 율동계 문인들이,『격치고』와『상교현토 동의수세보원』을 한두정이 발간했고, 후인들에 의해 사상의학과 관련한 다양한 자료들이 출간되었다.

김구익(1880-1969)은 1936년에 함흥에서 최겸용을 만나 〈동의수세보원 사상초본권〉을 필사한다. 이것을 나는, 동무 공이 〈수세보원〉을 집필하기 위해서 오래도록 준비하던 초고이고 일종의 메모(memo) 모음집이라고 생각한다. 그런 메모들을 정리해두면서 찾아보기 쉽게 원인, 병변, 약방 등의 카테고리로 분류해 놓았던 것이다. 그러니 이것은 일정한 시기에 성립했다기보다는 오래도록 누적된 결과물일 것이다. 또 저술로서 완결된 체계를 갖추었다고 보기는 어렵다.

〈신축판〉을 편집한 율동계 문인들은 〈사상초본권〉의 성격을 잘 알고 있었을 것이다. 그리고 이미 이 자료를 바탕으로 하여 저술된 〈수세보원〉 원고가 있었으므로, 〈신축판〉 편집 당시에 〈사상초본권〉

은 그다지 중요하게 취급되지는 않았으리라고 짐작한다. 다만 후세에 사상의학을 연구하게 된 연구자들에게는 다른 가치를 지니게 되었다. 그런 후에 (전후 사정은 알 수 없지만) 이 서물은 최겸용에게로 옮겨졌다. 1936년에 소유자가 최겸용이었다는 것이다. 그리고 김구익의 필사를 거쳐서 손영석에게 이어졌고, 1985년 10월에 연변에서 발간된 『조의학』에 실렸다.

이렇게 유고란 다양한 형태로 필사되고 편집되고 전승된다. 그러니 유일본으로서 〈동무유고〉란 이름의 완성된 저술은 세상에 존재하지 않는 것이다. 바꾸어 말하면, 〈동무유고〉란 이름을 가진 필사본이 지금 세상에 두 종류가 드러나 있는데 혹시라도 앞으로, 다른 내용으로 편집되었으나 같은 이름을 가진 필사본이 또 나타날 가능성을 무시할 수는 없다.

한반도

체질의학은 한반도의 의학이다. 반도는 대륙과 해양 해양과 대륙을 이어주는 통로이다. 유럽에서는 이탈리아 반도를 중심으로 거대한 로마제국이 융성했었다. 한반도는 이와 다르게 아주 묘한 땅이다. 나는 한반도가 키라고 생각한다. 이때 키는 key이기도 하고 키(舵)이기도 하다. 해양에서 대륙을 향한 key이면서 대륙에서 해양으로 뻗는 키(舵) 역할을 할 수도 있다. 중국의학의 전통을 바탕으로 조선에서 허준의 『동의보감』이 탄생했다. 이것은 한반도의 자랑이요 동양의학 전체의 보람이 되었다.

한반도의 역사는 외세에 의한 수난의 역사라고 해도 과언이 아니다. 그러나 수많은 핍박과 좌절을 겪으면서도 한민족은 그 정체성을 단 한 번도 잃지 않았다. 결핍 속에서 선각자의 예지는 빛난다. 동무 이제마의 사상인론은 근대에 주변 열강의 압력에 한민족이 초라한 처지에 빠지던 때에 세상에 나왔다. 『동의수세보원』이 알려지던 시기는 일제의 야욕이 노골적으로 드러나던 시대였다. 동호 권도원의 8체질론은 한국전쟁으로 사회의 모든 기반이 무너져 내렸던 시절에 잉태되었다. 치욕과 혼란과 고통과 절망의 바닥에서 체질론과 체질의학은 싹을 틔웠던 것이다.

동무 이제마와 동호 권도원은 사람의 몸을 바라보는 의학의 패러다임을 전환시켰다. 한반도에서 인류 역사 최초로 본격적인 체질의학이 시작된 것이다.

체질과 사상의학 그리고 체질의학

전통한의학에서 체질은 익숙한 말이 아니었다. 그렇다면 체질이란 말은 언제 시작된 것일까.

일찍이 일본은 서양의 문물과 지식을 적극적으로 수용하였고, 그것을 자신들의 언어로 번역하는 작업이 각 방면에서 활발하게 이루어졌다. 18세기에서 19세기 중반에는 네덜란드어로 된 문헌에 대한 번역을, 19세기 중반 이후에는 영어 프랑스어 독일어 자료를 주로 번역하였다. 1868년에 시작된 메이지유신 이후에 서양의 여러 나라에서 유학하고 돌아온 지식인을 동원하였는데, 원로원과 대장성 등

중앙정부기관에 설치된 번역국이 번역사업을 주관하였다.

이러한 과정 중에 서양의학의 전염병학에, 동일한 원인이라도 장부조직과 남녀, 연령, 영양 등 개인적인 요인에 따라 질병의 양상이 다르게 나타난다는 인식이 있었다. 일본의 번역가는 이런 개인의 특징을 '체질'이라고 번역하였는데, 병상이 다른 이유를 체질의 차이 때문이라고 본 것이다. 일제가 한반도를 강점한 시대에 '번역어인 체질'이 한반도로 들어왔다. 그리고 대중은 이 말을 빠르게 흡수하였고 여러 방면에서 체질이란 말이 유행했다.

많지는 않지만 중국 자료에도 체질이 있었다. 금원사대가 중 하간학파의 시조인 유완소(1110~1200)가 남긴 저작 중에 『상한직격』이 있다. 여기에 '체질이 본디 허약하여(體質本虛)'라는 표현이 나온다. 또 원나라 남풍의 의학교수이던 위역림이 1328년에서 1337년 사이에 편찬한 『세의득효방』에는 '원기가 허하면 체질이 겁이 많고 마음이 약하다(元氣虛則體質怯弱)'는 구절이 있다.

『임증지남의안』은 칭나라 때의 명의 십세(1666~1745)의 임상례를 중심으로, 스승의 사후에 제자 화수운 등이 수집 정리하여 1766년에 간행한 의서이다. 이 책에 개인이 나타내는 병리적인 특징과 연관하여 체질을 사용한 기록이 보인다. 양허체질(陽虛體質), 음허체질(陰虛體質), 목화체질(木火體質) 등으로 쓴 것이다. 또한 이 책에서는 질병의 상태를 판단하고 치료의 방법을 결정할 때 체질이 중요한 요소라고 강조하고 있다.

『임증지남의안』은 전통한의학의 역사에서 체질이라는 말을 개인이 가지고 있는 병리적 특성과 연결해서 적극적으로 쓰고 있는 중요한 출전이다. 그런데 이 시기의 중국(淸)에는 서양의학이 들어와서 중의와 서의가 서로 충돌하는 국면이었다. 그리고 이것이 일본이 번역작업을 진행하던 시기보다 시대는 앞서지만, 여기에서 쓰인 체질이라는 용어가 한반도로 들어와서 유행을 주도한 것은 아니라고 본다.

한반도에서는 기철학론을 제창한 조선 후기의 사상가 최한기 (1803~1877)가 1866년에 편찬한 의서인 『신기천험』에 '체질이 본디 약하여(體質素虛)'란 표현이 나온다. 선대로부터 물려받은 많은 재산을 모두 책을 사 모으는 데 써버렸다는 혜강은, 당대에 중국의학계에서 진행되던 동서양의학의 논쟁 과정을 관찰하고 서양의학에 관한 서적을 구하여 연구하였으며, 자신이 세운 철학적 기초 위에서 서양의학의 내용을 이 책에 담았다. 혜강은 중국 책을 많이 보았기 때문에 책에 체질이라고 쓴 것은 아마도 중국 책에서 참고한 것이 아닌가 짐작한다.

조선이 열강의 틈에서 신음하던 때에 동무 이제마(1837~1900)는 사람의 다름에 대해서 치열하게 고민했다. 그가 『동의수세보원』을 통해 제시한 태양인, 태음인, 소양인, 소음인의 사상인 유형에 따라 후인들은 이제마가 만든 새로운 체계를 사상의학이라고 불렀다. 사상의학이란 용어의 사용은 1924년에 처음 보인다. 『동의수세보원』은 1901년에 처음 출간된 이래로 1941년의 7판까지 출판은 계속 이어졌다. 그러면서 이제마의 사상의학은 대중 속으로 서서히 침투하고 있었다.

그러다가 이제마의 사상의학을 체질의학이라고 적극적으로 표현한 사람이 있다. 사상의학회 부회장이던 권항전은 1959년 4월 26일에 『동아일보』에 기고한 글에서 '사상의학을 체질의학으로 바꿔 말할 때 가장 간명한 설명이 된다'고 하였다. 권항전은 바로 권도원이다.

금양체질(金陽體質 Pulmotonia)과
금음체질(金陰體質 Colonotonia)

8체질의학이 나옴으로써 체질의학 임상계에 기여한 부분으로 중요한 몇 가지를 떠올려 보면, 체질침 체질맥진 체질영양법이 있다. 사상의학은 약물운용법으로 침 치료법이 없다. 그리고 태소음양인을 가릴 수 있는 고정적인 툴(tool)이 없다. 8체질론의 체질영양법은 동무 공이 남긴 사상인식물류를 바탕으로 8체질에 맞게 체계화한 것이다. 나는 여기에 하나를 더 추가하고 싶은데, 태양인을 평범과 보통의 영역에서 볼 수 있도록 했다는 것이다.

8체질론의 출발은 8가지로 나눠진 사상인 병증론이다. 쉽게 말한다면 태소음양인의 한증과 열증 여덟 가지 구분이다. 권도원은 여기에서 8가지의 병근을 도출했다. 이것이 8체질의 시작이다. 그러니 사상을 각각 두 가지로 더 가른 것이 8체질인 셈이다. 금양체질과 금음체질은 태양인이 둘로 나뉜 것이다. 금양체질의 병근은 내장 구조에서 가장 약한 간이 더 약해지려는 것이며, 금음체질의 병근은 가장 강한 대장이 더 강해지려는 것이다.

기존의 사상의학계에서는 태양인과 금양체질 금음체질의 이런 호환성을 인정하려 들지 않는다. 왜냐하면 8체질론을 기반으로 하여 임상을 하는 임상의들에게 금양체질이나 금음체질은 여느 체질만큼이나 자주 만나게 되는 체질이기 때문이다. 이런 현실이니, 위의 호환성을 인정한다면 '태양인의 수가 지극히 적다'는 동무 공의 명제를 부정하는 꼴이 되고 마는 셈이니 그렇다.

체질의 수

'과연 체질은 몇 가지인가' 하는 문제는 그다지 중요하지 않다. 사상의학과 8체질의학이 임상의 대처에 유용하다면, 다른 숫자를 표방하는 여타의 체질론 또한 나름대로 유용할 가능성을 가지고 있다. 굳이 체질의 가짓수에 얽매일 필요는 없다는 것이다. 다만 그 체질론이 일관된 논리와 형식으로 체계화되어 있고 또 인체에 적용하여 재현성 있는 효과를 지속적으로 보여줄 수 있는가가 핵심이다. 이런 의미에서 8체질론과 8체질의학은 현재, 사람의 몸을 바라보는 가장 탁월한 체질이론이며 치료체계이다.

체질을 알아도 살고 체질을 몰라도 산다. 자기의 체질을 알고 나서 더 잘 사는 사람이 있고, 자기의 체질을 알고서도 여전히 잘 못 사는 사람도 있다. 자기의 체질을 몰라서 계속 잘 못 사는 사람도 있고, 자기의 체질을 모르면서도 잘 사는 사람이 있다.

기실 체질이란 주제를 삶의 최우선 가치로 두고서 사는 체질론 골수분자들은 의료전문가든 대중이든 극히 소수에 불과하다. 보통의 사람들이 체질에 대해 갖는 관심은 대개는 액세서리에 대한 관심과 비슷하다. 생명이 걸린 아주 절박한 지경에 빠진 사람들이나 간혹 절실함을 보여준다. 이러하니 체질이 넷인가, 여덟인가, 혹은 64가지인가 하는 의문은 대중에게 그리 중요한 요소는 아니다. 단지 체질이란 구분에 관심을 둘 뿐이다.

주위 환경이나 다른 사람들과 맺은 개인의 삶이란 온갖 관계의 그물(網)인데, 그 그물을 둘러싼 체계가 체질론 만으로 돌아가지는 않는다. 그래서 또 체질이 있어도 살고 체질이 없어도 산다. 체질을 알고서도 살고 체질을 모르고서도 산다. 세상의 모든 이념(Ideologie)은 그것을 주장하는 당사자에게서 가장 절실하고, 세상의 모든 이념과 사상은 끊임없이 서로 충돌한다. 충돌하면서 그것들은 서로 얽혀 있다. 이런 이념이나 사상을 알지 못해도 잘 산다.

진정으로 중요한 것은 내가 상대를 향한 그리고 상대가 내게 다가와서 맺는 관계이다. 체질론은 이런 관계 맺기를 중요하게 다루는 학문이다. 그런데 모든 관계는 상대적(mutual)이다. 절대적인 가치란 없다. 체질의학에서 환자에게 적용되는 모든 치료법도 이런 상대적인 원리에 기초하고 있다.

내게 절실한 이념이나 사상은 오히려 나를 경직되도록 만들 수 있다. 그러니 생각의 유연성을 유지하는 일 또한 중요하다. 질병의 극복이든 건강의 유지든 모두 마음가짐이 우선이다. 잘못된 생각과 개념을 바꾸고 제대로 실천할 의지를 일으키는 일 말이다.

재능

체질론을 공부하면서 얻은 가장 중요한 깨우침은, 내가 가장 잘하는 것을 하면서 살아야 한다는 것이다. 잘하는 것이란 바로 타고난 재능이다. 그리고 이것은 자연스럽게 체질과 연결된다. 내 체질이 무엇인가 먼저 알아야만 한다. 그런 후에 내가 잘하는 것을 찾아낼 수 있다.

동무 공은 신분의 구별과 직업적 귀천이 존재하는 사회에 살았다. 하지만 사람마다 다른 자질을 받아 태어난다는 것을 알았다. 그 자질에 따라 갖게 되는 일이 도라고 했다.(天生萬民 命以資業 資業者道) 사람의 능력이나 재능의 차이, 그에 따른 사회의 직업적 기반이나 경제적 기반의 차이를 말했고, 이것이 개별적이며 독자적인 길(道)이라는 것이다. 도란 자신이 받은 재능에 따라 일을 택하여 삶을 살아가면서 얻고 깨닫게 되는 것이다.

사실 나는 임상의에 썩 어울리는 사람은 아니다. 먼저, 모르는 사람을 만나는 것에 대한 부담과 두려움이 있다. 어린아이처럼 낯가림이 있는 것이다. 그리고 차분하지 못하고 감정의 기복도 심하다. 환자보다 지나치게 흥분해서 곤혹스러울 때도 많다. 또 손재주도 없는 데다가 겁이 무척 많아서, 손을 가지고 하는 과감하거나 세밀한 치료 술기를 익히는 데도 지장이 많다. TV에 누가 주사를 놓는 장면만 나와도 심장이 견디지 못하는 정도다. 다행스럽게도 8체질론을 접하여 체질의학으로 임상을 하게 되면서, 체질맥진이나 체질침관을 통한 시술같이 필수적인 기술만으로 지난 24년간을 버틸 수 있었다. 다른 치료 분야는 전혀 알지도 못하면서 말이다.

한의사 면허를 따고 의업이 생계가 되었으니 전업할 수는 없고, 그 대신 내가 잘할 수 있는 것을 찾아냈다. 체질론에 흥미가 생기고 난생처음 공부하는 재미를 느낀 덕분이다. 먼저, 공부한 것을 생각하고 정리하는 것에 재능이 있음을 알았다. 그렇게 여러 다른 사람들의 생각과 개념이 내 안에 들어왔다. 그런 후에 나는 그것들을 익히고 삭혔다. 그러자 그것들이 차차 나만의 개념으로 체계가 생겼다. 정리하고 쓰고 고치고 책으로 엮었다. 책을 낸 이후에는, 말하는 재주가 지독히 없는데도 강좌를 열었다. 남들 앞에서 말을 하게 되면 내가 모르고 있었던 부분 잘못 잡았던 개념이 더 도드라진다. 그러면 다시 생각하고 고치고 정리하고 썼다. 그러는 사이 내 체질 공부는 독학이 된 셈인데 나는 혼자 공부가 너무 편하다. 내게는 다른 사람의 지적을 감당하는 완충장치가 없다. 사소한 지적이라도 바로 상처를 입는다.

흥미 있는 분야를 공부하고 생각하고 정리하고 쓰고, 어눌한 언변이지만 가르치고, 또 책으로 만드는 것이 내가 잘하는 일이고 내 재능이다. 8체질론을 접하면서 그렇게 살 수 있었다.

명작

명작은 다양한 사람들에게 그들의 수준에 맞게 이해되고 수용된다. 그리고 시대를 따라 여러 가지 방식으로 재해석된다. 즉 명작은 그것을 대하는 사람들에게 다양한 층위에서 이해와 해석의 자유로

움을 선사하는 것이다. 하지만 자유로움을 너무 즐긴 나머지 방종으로 빠지면 안 되듯이 명작이 가진 원뜻에서 이탈해서는 안 된다.

　동무 공의 〈수세보원〉도 120년이 지나오는 동안 많은 사람들에게 다양하게 수용되고 해석되었다. 동무 공의 생각이 무엇인지 그 핵심을 명쾌하게 알려준 사람은 아직 없다. 반면에 지나친 자유로움에 빠진 사람들은 많았다. 심지어 '개착(改錯)'이라는 제목을 달고 책을 낸 사람도 있다. 그의 주장은 《상한론》을 기준으로 〈수세보원〉을 고쳐야 한다.'는 것이다. 그는 《상한론》을 보는 눈만을 가졌다. 그런 겉멋에 빠져 다른 것은 보이지도 생각을 하지도 않는다. 〈수세보원〉에서 《상한론》은 도구일 뿐인데 말이다. '심학(心學)'이라는 것도 그렇다. 그것은 융(C. G. Jung)의 심리학일 뿐이지 〈수세보원〉은 아니다. 핵심을 보지 못하니 엉뚱한 곳으로 시야가 돌아가 버리는 것이다.

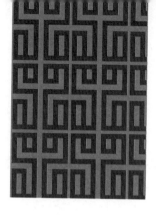

遺稿

遺稿とは故人が生前に残した原稿だ。したがって、実は東武公の著作はすべて遺稿だったわけだ。東武公が逝去した後に『東医寿世保元』を栗洞契の門人たちが、『格致藁』と『詳校懸吐東医寿世保元』を韓斗正が發刊して、後世の人たちによって四象医学に関する多様な資料が出刊された.

金九翊(1880-1969)は1936年に咸興で崔謙鏞に会って、〈東医寿世保元四象草本卷〉を書き写す。これを私は、東武公が〈寿世保元〉を執筆するために長い間準備した草稿であり、一種のメモ帳だと思う。そのようなメモを整理しておきながら、見やすいように原人、病変、薬方等のカテゴリーに分類しておいたのである。だから、これは一定の時期に成立したというよりは長い間累積した結果のことだろう。また、著述として完決した体系を備えたとは考えにくい。

〈辛丑版〉を編輯した栗洞契の門人たちは、〈四象草本卷〉の性格をよく知っていただろう。そして、すでにこの資料を基にして著述された〈壽世保元〉の原稿があったので、〈辛丑版〉を編輯した当時に〈四象草本卷〉はそれほど重要に扱われなかったと思う。ただ

し、後世に四象医学を研究する研究者には、他の価値を有すること
になった。その後に(前後の事情は分からないが)この書物は崔謙鏞に
伝わった。1936年には所有者が崔謙鏞であったということである。
そして金九翊の筆写を経て孫永錫に伝わって、1985年10月に延辺か
ら発刊された『朝医学』に掲載された。

　こんなに、遺稿とは多様な形態で筆写され、編輯され、伝乗さ
れる。したがって、唯一本としての〈東武遺稿〉という書名で完
成した著述は世上に存在しないのである。　言い換えれば、〈東武遺
稿〉という名前を持つ筆写本が今世上に二つが出ているが、もし
以後、他の内容で編輯されたり、同じ名前の筆写本が再び現れる
可能性を無視できない。

朝鮮半島

　体質医学は朝鮮半島の医学だ。半島は大陸と海洋、海洋と大陸を
繋ぐ通路である。ヨーロッパではイタリア半島を中心に巨大したロ
ーマ帝国が隆盛した。朝鮮半島はイタリア半島とは違って妙なとこ
ろだ。私は朝鮮半島がキーだと思う。このときキーは鍵でもあるし
舵でもある。海洋から大陸に向かう鍵でありながら大陸から海洋に
伸びる舵の役割も可能である。中国医学の伝統を基にして朝鮮では
許俊の『東医宝鑑』が誕生した。これは朝鮮半島の誇りでもあるし
東洋医学全体の甲斐となった。

　朝鮮半島の歴史は外勢による受難の歴史と言っても過言ではな

い。しかし、数多くの迫害と挫折を経験しながらも韓国民族はその整体性を一度も失っていない。欠乏のうちに先覚者の叡智は輝く。東武李済馬の四象人論は近代に周辺列強の圧力に韓国民族がみすぼらしい立場に陥った時に世上に出た。『東医寿世保元』が知られた時期は日帝の野慾が露骨に発揮した時代であった。東湖権度杬の8体質論は韓国戦争で社会のすべての基盤が崩れ落ちた時期に胚胎した。恥辱と混乱と苦痛と絶望の底で体質論と体質医学は芽を出したのである。

東武李済馬と東湖権度杬は人の体を見つめる医学のパラダイムを転換させた。朝鮮半島において人類歴史上のはじめて本格的な体質医学が始作されたものである。

体質と四象医学および体質医学

伝統漢方医学において体質はなれた言葉ではなかった。それでは体質という言葉はいつ始まったのか。

かつて日本は西洋の文物と知識を積極的に受容して、それを自分たちの言語で翻訳する作業が各方面から盛さかんに行われていた。18世紀から19世紀中半まではオランダ語で書かれた文献に対した飜訳を、19世紀中半以後には英語、フランス語、ドイツ語の資料を主として翻訳した。1868年に始まった明治維新以後に西洋の多くの国から留学して帰ってきた知識人を動員したが、元老院と大蔵省等のような中央の政府機関に設置された翻訳局が翻訳事業を主管した。

このような過程の中に、西洋医学の伝染病学に、同一の原因でも臓腑組織と男女、年齢、営養人的な要因によって、疾病の状態が異なるという認識があった。日本の翻訳家はこのような個人の特徴を「体質」と訳していったが、病気の状態が異なる理由を体質の差異によるものと判断したものである。日帝が朝鮮半島を強占した時代に「翻訳語」の体質が朝鮮半島に入ってきた。そして大衆はこの言葉を速く吸収して、諸方面で体質という言葉が流行した。

　多くはないが、中国資料にも「体質」という言葉があった。金元四大家中に河間学派の創始者の劉完素(1110~1200)が残した著作中に『傷寒直格』がある。ここに「体質本虚」という表現が出る。また元代の南豊の医学教授であった危亦林が1328年から1337年まで編纂した『世医得効方』には「元気則体質弱虚」という句節がある。

　『臨証指南医案』は清代の名医の葉桂(1666~1745)の臨床例を中心にして師の死後に弟子の華岫雲等が収集整理して1766年に刊行した医書である。この本には個人が現わす病理的な特徴と聯関して体質を使用した記録が見える。陽虚体質、　陰虚体質、木火体質等に使ったものだ。またこの本には病態の状況を判断して、治療の方法を決定するときに、体質が重要な要素であると強調している。

　『臨証指南医案』は伝統漢方医学の歴史における、体質という言葉を個人が持つ病理的な特性と結び付けて積極的に使っている重要な出典である。ところが、この時期の清代には西洋医学が入ってきて、中医と西医が互いに衝突する状況であった。そして、この状況が日本から翻訳作業が行っていった時期より時代は早いが、中国で

使っていった体質という用語が朝鮮半島に入ってきて流行を主導したのはないと考えられる。

　朝鮮半島には気哲学論を提唱した朝鮮後期の思想家の崔漢綺(1803~1877)が1866年に編纂した医書の『身機践験』には「体質素虚」という表現が出る。先代から譲り受けた多くの財産をすべて本を買い集めることに使ってしまったという惠崗は、当代に中国医学界で進行されていた東西洋医学の論争の過程を観察して、西洋医学に関しる書籍を求めて研究したし、自身が立てる哲学的な基礎の上に、西洋医学的な内容をこの本に載せた。惠崗は中国の本を多く見たので、本に体質と使うことは、おそらく中国の本から参考したのではないかと思われる。

　朝鮮が列強の間に呻吟していたときに、東武李済馬(1837~1900)は人間の差異に対して熾烈に悩んだ。彼が『東医寿世保元』を通して、提示された太陽人、太陰人、少陽人、少陰人の四象人類型に従いて、後世の人たちは李済馬が作った新しいシステムを四象医学と呼んだ。　四象医学という用語の使用は1924年に初めて見られる。『東医寿世保元』は1901年に初めて出刊されて以来、1941年の7版まで出版は続いた。　そうしながら、李済馬の四象医学は大衆の中に浸透していた。

　そうしていて、李済馬の四象医学を体質医学といいながら積極的に表現した人がいる。四象医学会副会長であった権巷全は1959年4月26日に『東亜日報』に寄稿した文章で、「四象医学を体質医学に言き換える際に最も簡明な説明となる」としている。権巷全は権度杬で

ある。

金陽体質(Pulmotonia) と 金陰体質(Colonotonia)

　8体質医学が出て、体質医学の臨床界に寄与した部分として重要ないくつかを思い浮かべてみると、体質鍼、体質脈診、体質栄養法がある。四象医学は薬物運用法で、鍼治療法がない。そして、太少陰陽人を区別できる固定的なツール（tool）がない。8体質論の体質栄養法は東武公が残した四象人食物類を基に8体質に合わせて体系化したものである。私はここにもう一つ追加したいが、太陽人を平凡と普通の領域で見られるようにしたというのだ。

　8体質論の出発は8つに分かれた四象人病証論である。簡単に言うと、太少陰陽人の寒証と熱証の8つの区分である。権度杬はここで8つの病根を導き出した。これが8体質の始まりだ。それで四象をそれぞれ2種類に分けたのが8体質というわけだ。金陽体質と金陰体質は太陽人を二つに分けたのだ。金陽体質の病根は内臓構造で最も弱い肝臓がより弱くなるからであり、金陰体質の病根は最も強い大腸がより強くなるからだ。

　既存の四象医学界では太陽人と金陽体質、金陰体質の互換性を認めようとしない。なぜなら、8体質論を基にして臨床をする臨床医師たちにとって、金陽体質や金陰体質は他の体質と同じように頻繁に出会う体質であるからだ。これが現実なので上の互換性を認めるなら「太陽人の数が極めて少ない」という東武公の命題を否定する

格好になってしまうからだ。

体質の数

「果たして体質はいくつなのか」という問題は、あまり重要ではない。四象医学と8体質医学が臨床の対処に有用なものなら、他の数字を標榜するその外の体質論もまたそれなりに有用なものになれる。あえて体質の種類に縛られる必要はないということだ。ただ、その体質論が一貫した論理と形式で体系化させており、また人体に適用して再現性がある効果を持続的に見せることができるのかが核心だ。この意味において8体質論と8体質医学は現在に人の体を眺める最も卓越な体質理論であり、治療体系である。

生存において体質を知ろうと知るまいとかまわない。自己の体質を知ってからよりよく生きる人がいるし、自身の体質を知ってからも依然としてよく生きない人もいる。自身の体質を知らないから続いてよく生きない人もいるし自身の体質を知らずによく生きる人がいる。

その実体質という主題を人生の最優先すべき価格に置いて生きる体質論の大ファンたちは医療専門家でも大衆でも非常に少数に過ぎない。普通の人々が体質に対して持っている関心は、概してアクセサリーに対しる関心と似ている。生死にかかわる非常に切迫した立場に陥った人々やたまに切実な態度を示す。こうだから、体質が四つか、八つか、あるいは64かという問題は衆人にとってそれほど重

要な要素ではない。 ただ体質の区分に関心を寄せるばかりだ。

　周辺環境や他の人たちと結んだ個人の生とはあらゆる関係の網のことだが、その網を囲むシステムが体質論だけに動かない。だから、また体質論があっても、体質論がなくても生きることができる。体質を知っているとしても、体質を知しらないとしても生きることができる。世の中にすべてのイデオロギー(Ideologie)はそれを主張する当事者が最も切実であり、世の中にすべてのイデオロギーと考えは絶えず互いに衝突する。衝突しながらそれらは互いに絡み合いている。このイデオロギーや思想が知らなくてもよく生きる。

　本当に重要なことは相手と私が作るお互いの関係だ。体質論はこのような関係を結ぶことを重要に扱う学問である。ところが、すべての関係は相対的だ。絶大的な価値はない。体質医学において患者に適用されるすべての治験法も、こうした相対的な原理に基にしている。

　私にとって切実なイデオロギーや思想はむしろ私を硬直させることができる。そのため、思考の柔軟性を維持することも重要である。病病の克服でも健康の維持でもこころが先である。誤った考えや概念を直してまともに実践しようとする意志を起こすことがそれだ。

才能

　体質論を学ぶ中で得た最も重要な悟りは、自分が最も上手なこ

とをしながら生きなければならないということである。上手なも
のとは、もって生得の才である。そして、これは自然に体質とつ
ながる。私の体質は何かをまず知らなければならない。その後に
自分の得意なことを見つけられる。

　東武公は身分の区別と職業に貴賤がある社会に住んだ。しかし、
人によって異なる資質を受けて生まれるということが分かった。そ
の資質によって得られる仕事が「道」といった（天生万民、 命以
資業、資業者道）。人の能力や才能の差異、それに伴う社会の職業
的基盤や経済的基盤の差異を述べて、これが個別的であり、独自的
「道」であるということである。「道」とは自身が受けた才能に従っ
て仕事を選択して、人生を送りながら悟りを得るものである。

　事実私は臨床医にふさわしい人ではない。まず、知らない人に会
うことに対する負担と惧れがある。子供のように人見知りをするも
のである。そして落ち着かなく、感情の起伏もはげしい。患者さん
より興奮が過ぎて困る場合も多い。また、手先も不器用であり、怖
がりだので、手を使う果敢な治術の技術や、細密な治術の技術を身
につけるにも支障が多い。テレビに誰かが注射をうつ場面だけ出て
も耐えがたいほどである。幸にも8体質論を接して、体質医学とし
て臨床を行うようになり、体質脈診や体質鍼管を通した施術のよう
に必須的な技術だけで、未だ24年間を耐えることができた。ほかの
治療分野は全く知らないくせにだ。

　韓医師の免許を取り、医業が生計になったので転業することは
できず、その代わりに私が上手にできることを見つけた。体質論

に興味が生じ、生まれて初めて勉強する楽しさを感じたためだ。まず、勉強したことを考えながら整理することに才能があることが分かった。このように多くの人々の考えや概念が私の中に入ってきた。そんな後に私はそれらを身に着けた。すると、それらが次第に私だけの概念に体系化された。整理して書き直して、本に編んだ。本を出した以後には、話術が全く無くても講座を開いた。人前で話すと、私が知らなかった部分や間違えた概念を再び見出す。では、再び考えて直して整理して書いた。その過程を通して、私は体質の勉強を独学になったわけだが、私は自分一人の勉強がとても便利だ。僕には他の人の指摘を堪える緩衝装置がない。僅かな指摘でもすぐに心に傷を受ける。

　興味ある分野を学び、整理して文を書きて、また話術が無くても教えて、本を出すのが私の得意な仕事であり、私の才能である。8体質論を接して、そのように生きられた。

名作

　名作は様々な人に、彼らのレベルに合わせて、理解されて受容される。そして時代により様々な方法で再解釈される。つまり、名作はそれを対す人たちに様々な部分で理解と解釈の自由さを与えるものである。しかし自由さをまんきつしすぎて放縦してはいけないように、名作が持つ原意から逸れればいけない。

　東武公の『寿世保元』も120年が過ぎる間、多くの人々に多様に

受け取って解釈された。東武公の考えが何であるか、その核心を明快に教えてくれた人はまだいない。かえって自由さをまんきつしすぎる人は多かった。その上に「改錯」という題目をつけて本を出した人もいる。その主張は「『傷寒論』を基として『寿世保元』を直すべきだ。」ということである。彼は『傷寒論』だけを見る目があった。そんな高慢な態度をとって、他のものは見えないし考えもしない。『寿世保元』で『傷寒論』は手立てであるだけなのに。「心学」というのもそうである。それはカール・グスタフ・ユング(C.G.Jung)の心理学であって『寿世保元』ではない。核心を見られないから、とんでもないことで目を転じてしまうのである。

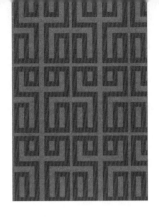

遗稿

所谓遗稿就是去世的人在生前留下的原稿。所以事实上东武公的著作几乎全部相当于遗稿。在东武公去世后，栗洞契文人们发刊了《东医寿世保元》，韩斗正发刊了『格致藁』和『详校悬吐 东医寿世保元』。后人们出版了和四象医学有关的多种资料。

金九翊（1880-1969）于1936年，在咸兴遇见了崔谦镛，手写了《东医寿世保元四象草本卷》。我认为这个是东武公为了执笔《寿世保元》准备了很久的初稿，也可称为是一种备忘录(memo)的集合。整理这个备忘录的同时，为了检索便利而划分为原因，病变，药方等类别。所以相对于这个是在一个时间点完成的结果来说，可能是长期积累的产物。同时作为著作，很难看作是具有完整的体系。

编辑了《辛丑版》的栗洞契门人对《四象草本卷》的本质非常了解。并且已经有了以这份资料为基础，著述了《寿世保元》的原稿。在编辑《辛丑版》的当时，我认识到《四象草本卷》并不被重视。只是在后世，对于研究四象医学的学者们来说存在着不同的价值。这以后（前后情况不可知），这本书被交给了崔谦镛。在1936年，这本书的所有者是崔谦镛。并且经过了金九翊的手抄，紧随其

后的是孙永锡。在1985年10月，刊登于延边发行的 『朝医学』中。

这样，遗稿经由多样的形态手抄，编辑而成并流传下来。所以在世界上并不存在独一份的以《东武遗稿》为名的著作。换而言之，现世的以《东武遗稿》为名的笔写本出现了两种版本，但是也不能忽视，或许在以后，以其他内容编辑而成，但具有相同书名的笔写本出现的可能性。

韩半岛

体质医学是韩半岛的医学。半岛是陆地与海洋，海洋与陆地的连接通路。在欧洲，以意大利半岛为中心形成了庞大罗马帝国。韩半岛是与之不同而奇妙的一片土地。我认为韩半岛是一个"key"。这时，"key"既有"钥匙"又有"舵"的意义。所以"key"既是从海洋打开陆地的钥匙，又是大陆对海洋指向的舵。以传统中国医学为基础，诞生了朝鲜时代许浚的《东医宝鉴》。这是韩半岛的骄傲也成为了东洋医学全体的成就。

韩半岛的历史被称为经历了外族欺凌的受难史也不为过。但是经历了众多的逼迫和挫折后，韩民族的整体性一次也没有丧失。暗黑中先觉者们的睿智之光在闪烁。东武李济马的四象人论是在近代，韩民族处于周围列强的压力和破败的处境中出世的。《东医寿世保元》被流传的时期正处于日本帝国主义的野心和欲望暴露的时代。权度杬（号东湖）的八体质论是在韩国战争使全部社会基础崩解时胎孕而生的。在耻辱和混乱，苦痛和绝望的土壤中，体质论和体质医学的萌芽初生了。

东武李济马和东湖权度杬转换了以人的身体为视角的医学模式。在韩半岛人类历史上，最初的正式的体质医学由此而始。

体质和四象医学以及体质医学

在传统韩医学中，体质并非一个熟悉的词。那么体质这样的词语是什么时候开始有的？

日本早早就积极接受西方文化和知识，并将其翻译成日语的工作在各个领域都积极地进行着。从18世纪到19世纪中叶，对荷兰语文献的翻译，19世纪中叶以后，主要翻译了英语、法语、德语的资料。在始于1868年的明治维新以后，动员了从西方各国留学归来的知识分子，并由元老院和大藏省等中央政府机构设立了翻译局负责翻译事项。

在这些过程中，在西医流行病学中，产生了即使原因相同，按照脏腑组织，男女，年龄，营养等个人因素差异，疾病的表现各不相同的认识。一位日本译者将个体的特征翻译为"体质"，他认为病状不同的原因是体质不同。在日帝侵略朝鲜半岛时期，"作为译文的体质"传入朝鲜半岛。公众很快就接受了这句话，并且在很多方面"体质"一词在当时很流行。

虽然不多，但在中国资料里也有体质。在金元四大家中，河间学派的始祖刘完素(1110~1200)留下的著作『伤寒直格』中就有体质。在这里出现了"体质本来虚弱(体质本虚)"的说法。同时元朝南丰的医学教授危亦林于1328年到1337年，编纂的『世医得效方』中有"元气虚弱的话体质就会怯懦软弱(元气虚则体质怯弱)"的句子。

『临证指南医案』是以清朝时期的名医叶桂(1666~1745)的临床案例为中心，在叶老师去世后，由其弟子华岫云等人收集整理，并于1766年刊行的医书。在这本书中，可以看到与个体表现出的病理性特征相关联的体质的使用记录。它记录了阳虚体质，阴虚体质，木火体质等。同时这本书中，强调了在判断疾病的状态和决定治疗方法的时候，体质是重要要素。

『临证指南医案』是传统韩医学的历史上，把体质这种说法，和个体带有的病理性特性连接起来而积极使用的重要出典。但是这个时期的中国(清)，随着西洋医学的流入，形成了中医和西医相互冲突的局面。同时，我认为虽然它比日本进行翻译工作的时期要更早，但是在这里使用的体质这一用语并未进入朝鲜半岛而形成主流。

在朝鲜半岛，于朝鲜后期，创造了气哲学论的思想家崔汉绮(1803~1877)在1866年编纂的医书『身机践验』中，出现了"体质平素虚弱(体质素虚)"的说法。惠岗用从祖先那里继承下来的财产全部来买书而花光了钱，他观察了当时中国医学界的东西方医学纷争过程，并购买和研究了相关西医书籍。在他所建立的哲学基础中，将西医的内容纳入这本书中。我认为因为惠岗读了很多中国书籍，书中体质一词大概也许是参考了中国书籍。

朝鲜在列强的缝隙中苟延残喘的时候，东武李济马(1837~1900)对于人的不同而积极进行了苦思冥想。依据他通过《东医寿世保元》提出的太阳人，太阴人，少阳人，少阴人的四象人类型，后人们把李济马创造的新体系称作四象医学。最初四象医学这一用语在1924年出现。《东医寿世保元》在1901年首次出刊到1941年的第7版为止，不断地出

版。象这样李济马的四象医学慢慢地侵透进了大众之中。

进而，有人要把李济马的四象医学称作体质医学而积极表现。四象医学会副会长权巷全在1959年4月26日的《东亚日报》投稿中写到"四象医学，换言之为体质医学的时候，是最简明的说明"。权巷全就是权度杬。

金阳体质(Pulmotonia)和 金阴体质(Colonotonia)

让我们回顾一下随8体质医学的出现而对体质医学临床界有影响的几件事情，就有体质针灸、体质脉诊、体质营养方法。四象医学作为药物应用法，而没有针灸治疗法。而且没有固定工具(tool)来区分太少阴阳人。8体质论的体质营养法是以东武公遗留的四象人植物类为基础，根据8体质而进行系统化。我想在这里再增加一点，即可以在平凡和普通的领域中看到太阳人。

8体质论的出发点是按照8个种类来区分的四象人辨证论。简而言之就是太少阴阳人的寒症和热症分为8个类别。权度杬在这里导出了8种病根。这是8体质的开始。所以四象各自再一分为二就可以算是8体质。金阳体质和金阴体质是由太阳人一分为二的结果。在内脏构造中，金阳体质的病根是最弱的肝脏会变得更弱，金阴体质的病根是最强的大肠会变得更强。

在传统四象医学界中，并不承认太阳人和金阳体质，金阴体质的这种互换性。因为对于基于8体质论而从事临床的医家们来说，金阳体质或者金阴体质和任何体质一样是常常可以遇到的体质。这种现

实中，如果承认这种互换性的话，就像是处于否定了"太阳人的人数极其稀少"这一东武公命题的境地。

体质的数

"体质果然有几种呢?"这种问题其实并不重要。如果四象医学和8体质医学对临床应用有用的话，那么其他标榜不同数字的体质理论也有应用的可能性。无需受限于体质的数。只是这种体质论的核心是有一贯的逻辑和形式系统化，并且作用于人体的时候，有再现性的效果并能持续显现。在这种意义上，8体质论和8体质医学是现阶段观察对待人体的最卓越的体质理论和治疗体系。

知道体质能活，不知道体质也能活。有的人知道了自己的体质后更好地生活，有的人知道了自己的体质后同样活得不好。有的人不知道自己的体质而活得不好，有的人不知道自己的体质也照样活得很好。

事实上，无论是医学专家还是公众，以体质这一主题作为生活重点的体质笃信者实在是太少了。普通人对于体质的关注大概和对首饰的关注相似。当处于关乎生命的绝境时，人们有时会拿出拼命的劲头。在这样的情况下，体质是四种，八种，还是六十四种的疑问对于大众来说，并非是多重要的要素。只是对体质的划分感兴趣。

周围环境或者和他人绑在一起的个人生活是由各种关系组成的网络，但围绕这个网络的系统并不能只归结到体质论。所以有体质能活，无体质也能活。知道了体质能活，不知道体质也能活。世界上所有的理念(Ideologie)总是由主张这种理念的当事者最积极，世界上

所有的理念和思想不停地相互冲突。当它们碰撞时，它们会相互纠缠。不知道这种理念和思想也可以活得好。

真正重要的是我面向对方和对方靠近我而绑定的关系。体质理论是一门非常重视这种关系的学问。但是所有的关系是相对的（mutual）。没有绝对的价值。在体质医学中，所有作用于患者的治疗方法也以这种相对性原理为基础。

我迫切需要的理念或思想反而会使我变得思想僵硬。所以保持思想的灵活性也是非常重要的。不管是克服疾病还是保持健康，都以心态为先。就是改变错误的想法和概念，激发恰当的付诸实践的意志。

才能

学习体质论而获得的最重要的启示就是做着我最擅长的事而活着。擅长的就是天生的才能。而且这是自然而然和体质有关。首先要知道自己的体质。这以后才能找到我所擅长的。

东武公生活于区别身份并有职业贵贱的社会。但是他知道，每个人生来就有不同的品质。根据这个品质，一个人所拥有的就是道。（天生万民，命以资业，资业者道）说明了人们的能力或者才能的差异，以及根据这些而来的社会职业基础，或者经济基础的差异，这是个人的，独立的道。道是自己根据得到的才能而选择职业，通过生活而得到的启示。

事实上，我不太适合临床工作。首先，对于认识陌生人有负担和恐惧。和小孩子一样害羞。而且不冷静，感情起伏很大。有很多时候，比患者更容易兴奋而觉得尴尬。还有，我并不心灵手巧而且胆小。用

手来进行果断或精密的治疗技术的时候，有很多困难。就算电视上出现有人打针的场面，我的心也受不了。幸运的是，因为接触了8体质论而在临床上运用体质医学，我只靠体质脉诊，或者象通过体质针管施行治疗等的必需技术，在过去的24年中坚持下来。即使我对其他治疗领域一无所知。

自从我取得了韩医师执照并在医学界谋生，就不可能转职，反之，我找到了自己擅长的东西。正因为如此，我对体质理论产生了兴趣，平生第一次感受到了学习的乐趣。首先，我发现自己有思考和整理所学内容的天赋。像这样许多其他人的想法和概念涌入我的脑海。然后我会去熟悉它们并使其深入骨髓。然后它们逐渐成为了一个我自己的理念体系。它们被整理、编写和修订，并汇编成一本书。书出版后，尽管我一点都没有口才，还是进行了讲座。当我在别人面前说话时，会把我不知道的部分中误解的概念变得更加突出。这样的话再想一想，修正，整理而成文。与此同时，我的体质学习就像是自学成才，但我一个人学习很舒服。我对其他人的批评不具有缓冲装置。即使是最轻微的批评也会立刻受到伤害。

在感兴趣的领域学习、思考、整理和写作，我虽然口才不佳，但教学和写书是我擅长的，也是我的天赋。当我遇到8体质理论，我才能够象这样生活。

名作

名作是被不同的人按照他们的水平来理解和接受。而且根据时

代，通过多种方式被重新解释。即名作是对于那些阅读它的人，在各个层面中，提供理解和解释的自由。但是，正如一个人不应该在享受太多的自由后陷入放纵一样，不应该偏离一部名作的初衷。

120年来，东武公的《寿世保元》也被许多人以各种方式接受和解读。东武公的思想是什么，这个核心还没有人能清楚地说明。反之，有很多人陷入了过度的自由之中。甚至有以"改错"这一题目为名而出书的人。他的主张是"应该按照《伤寒论》的基准来修订《寿世保元》。"他的眼中只能看到《伤寒论》。他陷于这种自命不凡的境地，既看不到也想不到其他任何事情。

在《寿世保元》中《伤寒论》仅仅是一种工具。"心学"也是如此。它只是容(C. G. Jung)的心理学而并非《寿世保元》。看不到核心而把目光放到错误的地方。

參考文獻 및 資料

李濟馬, 『東醫壽世保元』 四象辨證醫學研究社 1936. 12. 25.

文一平, 『朝鮮名人傳 中』 朝鮮日報社出版部 1939.

韓敏甲 筆寫, 〈石南村本〉 1940年 12月 推定

李濟馬, 『詳校懸吐 東醫壽世保元』 保元契 1941. 4.

平原宗軒, 『東醫四象診療醫典』 杏林書院 1941. 5. 20.

權巷全, 四象醫學의 創始者 『東亞日報』 1959. 4. 26.

李泰浩, 『舍巖道人鍼灸要訣』 杏林書院 1959.

李濟馬, 『東醫壽世保元』 杏林書院 1959. 12.

Dowon Gwon, 「The Constitutional Acupuncture」 1962. 9. 7.

李濟馬, 『詳校懸吐 東醫壽世保元』 杏林書院 1963. 9.

洪淳用, 「東武 李濟馬傳(一)」 『大韓漢醫學會報』 11號 1964.

洪淳用, 「東武 李濟馬傳(二)」 『大韓漢醫學會報』 12號 1964.

Dowon Kuan, 「A Study of Constitution-Acupuncture」 『國際鍼灸學會誌』 1966. 6.

韓東錫, 『東醫壽世保元註釋』 誠理會出版社 1967.

朴奭彦, 「東武公의 逸話」 『漢醫學』 第35號 1971

李乙浩 · 洪淳用, 『四象醫學原論』 壽文社 1973. 10. 15.

李乙浩 · 洪淳用, 『四象醫學原論』 杏林出版社 1976.

朴奭彦 譯編, 『東武 格致藁』 太陽社 1985. 10. 15.

『韓國民族文化大百科事典』 22卷 韓國精神文化研究院 1991.

朴寅商, 『東醫四象要訣』 소나무 1991. 2. 25.

朝鮮民族醫學研究所, 『朝鮮民族 四象醫學』 驪江出版社 1992.

金達鎬, 「舍巖鍼法의 著作時期 및 形成背景에 關한 研究」 東義大學校 大學院 1993.

歷史人物 探究 李濟馬, 『WIN』 通卷 4號 1995. 9.

朴性植, 「東武 李濟馬의 家系와 生涯에 對한 研究」 『四象醫學會誌』 1996.

朴性植, 「東武 李濟馬와 崔文煥의 亂」 『四象醫學會誌』 1997.

宋一炳 外, 『四象醫學』 集文堂 1997. 4. 10.

趙晃晟, 「四象體質과 遺傳學」 『四象醫學會誌』 1998.

李濟馬,『東醫壽世保元』初版 影印本 四象醫學會 1998.

金達鎬,「舍巖鍼法의 形成背景.校訂變形에 關한 研究」東義大學校 大學院 1998.

량병무.차광석,『東武遺稿』國譯 韓醫學大系 15卷 海東醫學社 1999. 3.

량병무,『東武四象新編』海東醫學社 1999. 3.

李昌壹,『東武遺稿』青溪 1999. 11. 1.

李璟城,「甲午本 東醫壽世保元의 體系에 對한 考察」『韓國韓醫學研究院論文集』
        2000.

韓炅錫,「東醫壽世保元 甲午本에 關한 研究」東國大學校 大學院 2000.

李璟城, [檢索本 東武李濟馬先生 全體 原文資料] 2000. 4. 24.

韓炅錫,「東醫壽世保元 甲午本의 書誌學的 研究」『四象體質醫學會誌』2001.

安祥祐,『韓國醫學資料集成 Ⅱ』韓國韓醫學研究院 2001. 7.

100年 만에 꽃피운 李濟馬의 四象醫學,『週刊東亞』312號 2001. 11. 30.

Dowon Kuon,『PYROLOGOS』Institute for Modern Korean Studies 2002. 6.

權度杬,『火理』동틴암연구소 2003.

李義遠,『人間 世上 그리고 體質醫學』삼화출판사 2003. 1.

朴性植,『東醫壽世保元 四象草本卷』集文堂 2003. 2. 20.

김명근,『哀怒喜樂의 心理學』개마고원 2003.

李璟城,「東醫壽世保元 版本에 對한 研究」『四象體質醫學會誌』2005.

李泰圭,「咸山沙村 東醫壽世保元 甲午舊本과 詳校懸吐東醫壽世保元의 比較 研究」
        2008.

李璟城,「璿源派乘을 中心으로 살펴본 東武 李濟馬의 生涯 研究」圓光大大學院
        2008.

鄭容在,「權度杬 四象醫學의 理解」2008. 8.

강용혁,『四象心學』大星醫學社 2010.

『四象體質醫學會 40年史』四象體質醫學會 2010. 12. 31.

월터 아이작슨,『스티브 잡스』民音社 2011.

鄭容在,『李濟馬, 人間을 말하다』精神世界社 2013. 9. 13.

權健赫,『東醫16型人』盤龍 2014.

이기복,「東武 李濟馬의 醫學思想과 實踐」서울대학교 大學院 2014. 8.

신상원,「太陰人 氣液 機轉 槪念에 對한 研究」慶熙大學校 大學院 2017. 2.

李康在,『槪念8體質』杏林書院 2017. 12.

鄭容在,『東醫壽世保元』글항아리 2018. 1. 8.

李康在,『時代를 따라 떠나는 體質鍼 旅行』杏林書院 2019. 10. 20.

劉準相,「東醫四象診療醫典에 對한 書誌學的 考察」『四象體質醫學會誌』2020.
李康在,『8體質論으로 읽은 東醫壽世保元』杏林書院 2020. 5. 29.
李康在,『壽世保元 들춰보기』杏林書院 2021. 7. 27.

國立中央圖書館 디지털컬렉션
https://www.nl.go.kr/NL/contents/N20103000000.do
국립국어원 표준국어대사전
https://stdict.korean.go.kr

李朴徐 BookTeam

■ 이강재 ■

1997년에 8체질의학에 입문하기 이전에, 사상의학에 대한 지식은 태소음양인의 구분이 있다는 정도였다. 학부 때, 〈수세보원〉을 강독하는 형식으로 진행하는 1학점짜리 강의를 듣기는 했지만 그 기억은 모두 휘발되어 버렸다. 임상은 또한 생존이니 한약을 처방해야 한다. 체질의학을 한다면서 후세방을 쓸 수는 없어서, 사상처방을 소개하는 책으로부터 사상의학 공부를 시작했다. 〈수세보원〉을 읽어보려는 시도를 한 것은 새로운 세기가 열린 이후이다. 하지만 번번이 「성명론」의 첫 문장에서 내 공부는 막혔다. 그래서 건너뛰어 뒤로 가서 「광제설」과 「사상인변증론」을 읽고는, 이후로 오래도록 책을 던져두는 식이었다.

이 책에 옮긴 이야기들은 2018년에 '천기유사(天機有四)'를 스스로 해결하고, 권지일 논편들을 차례로 정독하면서 얻게 된 깨달음이다. 코로나19 사태를 겪으면서 〈수세보원〉과 관련한 책을 두 권 썼는데, 두 책에 넣었던 내용을 토대로 문고본 정도의 분량으로 만들어보자는 생각으로 이 책을 시작했다. 일어번역과 중어번역을 맡은 두 분을 만나게 된 것은 내 삶의 복이다. 두 분의 훌륭한 번역을 통해서 이 책이 일본과 중국에 있는 '첫 한 사람'에게 꼭 전해지기를 바란다. 이것이 이 책을 엮은 나의 첫 마음이다.

언제까지라고 지금 기약할 수는 없지만 앞으로 또 내가 쓰게 될 책들은 늘 행림서원과 함께 할 것이라고 다짐한다.

이강재는 1963년 12월에 충청북도 청주에서 태어났고 충북사람이라는 정체성을 잊은 적이 없다. 경희대학교 한의학과를 졸업하고 군대에 다녀왔다. 서른다섯 살이 될 때까지 제대로 된 삶의 방향도 전공에 대한 흥미도 없었다. 8체질론을 접한 후에 체질의학 공부에 빠졌다. 지난 25년간, 8체질 전문

커뮤니티 개설, 체질학교 운영, 대학과 대중 강의, 저술과 서적 발간, 임상연구회 창립, 진료 등 다양한 활동을 했다.

2009년부터 『학습 8체질의학』, 『학습 8체질의학 Ⅱ』, 『임상 8체질의학 Ⅰ』, 『임상 8체질의학 Ⅱ』, 『체질맥진』, 『개념8체질』, 『체질침의 새로운 처방 ZBPset』, 『임상 8체질의학 Ⅲ』, 『시대를 따라 떠나는 체질침 여행』, 『8체질론으로 읽은 동의수세보원』, 『수세보원 들춰보기』를 차례로 펴냈다. 2019년에 나온 『시대를 따라 떠나는 체질침 여행』은 2020년 세종도서 학술부문에 선정되었다.

李康在

1997年(平成9年)に8体質医学に入門する以前、四象医学に対する知識は、太少陰陽人の区分があるほどだった。学部のときに『寿世保元』を講読する形式として進行する1学点(単位)の講義を聴いたが、その記憶はすべて消されてしまった。臨床はやはり生存競争なので韓薬(漢方薬)を処方すべきである。体質医学をするとしするにも後世方を使うことはできず、四象処方を紹介する本を通じて四象医学の勉強を始作した。『寿世保元』を読んでみようと試図したのは、21世紀が始まった以後である。しかしいつも「性命論」の最初の文章で私の勉強は進まなかった。そこで飛とばして、後ろの部分にある「広済説」と「四象人弁証論」を読み、その後長い間、本を投げ出す式だった。

この本に記した物語は、2018年(平成30年)に「天機有四」を自ら解決し、巻之一の論編を順に精読したことから得た悟りである。新型コロナウイルス感染症が流行する間、『寿世保元』に関する2冊の本を書いたが、この2冊の本に込んだ内容を土台として、文庫版ほどの分量に作ってみようという考えで、この本を作り始めた。日本語翻訳と中国語翻訳を担当した両氏に会ったのは、私の人生の福である。両氏の立派な翻訳を通じて、この本が日本と中国にいる「最初の一人」に必ず伝わることを願う。これがこの本を編んだ私の最初の気持ちである。

今、いつだとは約束できないけど、今後とも私が書くことになる本は、必ず杏林書院と共にすることを念押しする。

李康在は1963年12月に忠清北道清州で生まれ、忠北人という整体性を忘れたことはない。慶熙大学校韓医学科を卒業し、兵役を終える。35歳になるまで、まともな人生の方向も、韓医学に対する興味もなかった。8体質論を接した後に、体質医学の勉強に集中した。過ぎし25年間、8体質専門コミュニティーの開設、体質学校の運営、一般人と大学生のための講義、著述と書籍の発刊、臨床研究会の創立、診療などの様々な活動をした。

2009年から『学習8体質医学』、『学習8体質医学Ⅱ』、『臨床8体質医学Ⅰ』、『臨床8体質医学Ⅱ』、『体質脈診』、『概念8体質』、『体質鍼の新しい処方ZBPset』、『臨床8体質医学Ⅲ』、『時代に沿って出立する体質鍼旅行』、『8体質論を通じて見る東医寿世保元』、『寿世保元をひもとく』を順に著した。2019年に出た『時代に沿って旅立つ体質鍼旅』は、2020年に世宗図書の学術部門で優秀図書と選定された。

李康在

1997年，在8体质医学入门以前，对于四象医学的知识仅在于太少阴阳人的区分程度。上大学时，虽然听了用讲读的形式进行的《寿世保元》1学分课程，但是已经在记忆中挥发不见了。临床又是直接关系到我的生存，必须用韩药处方。但是用体质医学的话，就不能用后世方了。所以从介绍四象处方的书开始，学习四象医学。尝试着阅读《寿世保元》是新纪元以后的事。但是我的学习次次都堵在"性命论"的第一篇文章。所以跳过它到后面，阅读了"广济论"和"四象人辩证论"。以后很长时间，把书弃之高阁。

这本书的内容是在2018年，继我自己解决了"天机有四"，按顺序精读卷之一论篇后获得的启示。经历了新冠病毒事件之后，我写了两本与《寿世保元》有关的书，在以这两本书的内容为基础，编写平装本分量的书的想法上开始了这本书的写作。能遇到担当日语和中文翻译的两位译者 是我人生的幸事。通过这两位出众的翻译，希望使这本书在日本和中国，必向"第一个读者"得以传达。这就是我编辑这本书的初心。

虽然我不能预测到何时为止，但是我承诺今后我写的书总会与杏林书院同行。

李康在于1963年12月，在忠清北道的清州出生，从没有忘记作为忠北人的整体性。从庆熙大学校韩医学科毕业后，入伍回来。到35岁为止，没有适当的生活方向和对专业的兴趣。接触到8体质论后，陷入到体质医学学习中。在过去的25年中，我开设了8体质专门交流，运营了体质学校，在大学讲课和对大众进行讲演，发表著述和刊行书籍，创立了临床研究会，进行诊疗等多样的活动。

从2009年开始，我依次出版了『学习8体质医学』，『学习8体质医学Ⅱ』，『临床8体质医学Ⅰ』，『临床8体质医学Ⅱ』，『体质脉诊』，『概念8体质』，『体质针的新处方 ZBPset』，『临床 8体质医学 Ⅲ』，『按时代进行的体质针之旅』，『从8体质论看東醫壽世保元』，『壽世保元一览』。在2020年， 2019年出版的『按时代进行的体质针旅行』被世宗图书的学术部门选定。

■ 박병희 ■

한.중.일 세 나라는 한의학, 중의학, 한방의학(皇漢醫學)이라는 이름을 가지고 서양의학과 궤를 달리하는 의학이 존재한다. 그리고 각기 다른 특징을 가지고 발전해 왔다. 일본에서는 고방의학(古方醫學)이 발전해 왔지만, 한국에서는 19세기 말에 독특한 인식과 치료체계를 가진 체질의학(體質醫學)이 발상(發祥)되어 발전해 왔다. 체질의학이야말로 한국 한의학의 정체성을 니디내는 것이라고 당당하게 말할 수 있다.

이번에 일본어 번역을 하게 된 내용은 체질의학의 원전인『동의수세보원』과 관련된 것이다. 이강재 원장은 지난 25년간 8체질의학을 묵묵히 연구하면서 또한 2016년부터는 임상8체질연구회를 이끌고 있다. 8체질의학에 대한 이분의 집념과 열정은 임상8체질연구회 활동을 통해 익히 알고 있었다. 또 이분은 근래 몇 년간 8체질론을 통해서 〈수세보원〉을 탐구하고 있다. 2021년 10월 중순에 이강재 원장이 새로운 책을 기획하면서, 내게 일본어 번역을 제안해서 이번 출판작업에 동참하게 되었다.

이번 기획은 〈수세보원〉의 권지일(卷之一)을 중심으로 하여, 한.중.일 세 나라의 국어로 책을 만드는 것이다. 일찍이 이런 시도는 아마 한국뿐만 아니라 중국이나 일본에서도 없었을 것 같은 독특하고 의미 깊은 작업이라고 생각한다. 그간 일본어를 한국어로 옮긴 경험은 많았지만 반대의 경우는 처음이라 번역 작업에 부담이 많았는데, 의미 깊은 일에 동참하는 것이라 기쁘게 승낙했고 집중하여 작업했다.

사상의학(四象醫學)과 8체질의학이 일본에 소개된 적이 전혀 없지는 않다. 『동의수세보원』이 일본어로 번역되어 출판되었고 사상의학 임상에 관한 책도 있다. 8체질의학은 창시자인 권도원 선생의 강연과 칼럼이 학회의 기관지를 통해서 소개되기도 했다. 하지만 현재 일본에서 체질의학이 차지하는 존재감은 전혀 없는 실정이다. 이런 상황에서 〈수세보원〉에 대한 새로운 해석과 체질의학에 대한 개념을 일본에 알릴 수 있는 좋은 기회가 되리라고 생각한다. 이강재 원장의 바람과 같이 나도, 일본에 있는 「첫 한 사람」에게 이 책이 꼭 전해지기를 바란다.

일본어 번역자인 박병희는 경상남도 진해시에서 태어났고, 세명대학교 한의과대학을 졸업하고 병원과 한의원에서 진료를 하고 있다. 어학에 관심이 많았고 고등학교에서 일본어를 배웠기 때문에 일본어와 중국어 번역을 틈틈이 하고 있다. 번역서와 번역영상으로는 『기초이론역석』(중국어), 『상한론해설』, 『임상응용한방처방해설』, 『유취방광의해설』, 『나가노식치료』, 『복증으로의 초대』 등이 있다.

朴炳熙

韓中日の3国では、韓医学、中医学、漢方医学(皇漢医学)という名の下、西洋医学とは異なる医学が存在する。そして各其の異なる特徴をもって発展してきた。日本では古方医学が発展してきたが、韓国では19世紀末に独特な認識と治療体系を持つ体質医学が発生し、発展してきた。体質医学こそ、韓医学の整体牲を示すものと、堂々と言える。

今回、日本語で翻訳することになった内容は、体質医学の原典である『東医寿世保元』と関連されたものである。李康在 (イ・カンジェ)院長は、25年間8体質医学を黙々と研究している。また2016年からは臨床8体質研究会を率いている。8体質医学に対する李康在院長の執念と熱情は、臨床8体質研究会の活動を通してよく知っていた。また、この方は近年にも8

体質論を通して、『東医寿世保元』を探究している。2021年10月中旬に李康在院長が新たに本を企画しながら私に日本語翻訳を提案して、今回の出版作業に参加することになった。

　今回の作業は、『東医寿世保元』の巻之一を中心として、韓中日3カ国語で本を作るものである。古くからこのような試図はおそらく韓国だけでなく、中国や日本にもなかった独特で意味深いものと考えている。それまで日本語を韓国語に訳した経験は多かったが、反対の場合は初めてだった。だから翻訳作業に負担が多かったが、意味の深いことに参加することからうれしく承諾し、集中して作業した。

　四象医学と8体質医学が日本に紹介されたことが全くないわけではない。『東医寿世保元』が日本語で出版され、四象医学の臨床に関した本もある。8体質医学は創始者である権度杬先生の講演とコラムが学会の機関誌を通じて紹介されることもあった。しかし、現在日本で体質医学が占める存在感は全くない実情である。このような状況において、『東医寿世保元』に対する新たな解釈と体質医学に対する概念を日本に伝える絶好の機会と考える。李康在院長の望みのように翻訳者である私も、「最初の一人」にこの冊がぜひ伝われることを願う。

　日本語の翻訳者である朴炳熙（パク・ビョンヒ）は、慶尚南道鎮海市で生まれ、世明大学校韓医科大学を卒業して、病院や韓医院で診療をしている。語学に興味があったし、高校で日本語を学んだから日本語と中国語の翻訳を時々している。

　翻訳書と翻訳映像では、『基礎理論訳釈』（中国）、『傷寒論解説』、『臨床応用漢方処方解説』、『類聚方広義解説』、『長野式治療』、『腹証への誘い』などがある。

朴炳熙

　韩，中，日三国各自存在着与西洋医学不同的名为韩医学，中医学，汉方医学（皇汉医学）的医学。同时各具特色发展而来。在日本是由"古方医学"发展而来的，而韩国是在19世纪末，从具有独特的认识和治疗体系的体质医

学发祥而发展起来的。可以自豪得说体质医学是韩国韩医学的身份象征。

这次日语翻译的内容与体质医学的原典《东医寿世保元》有关。李康在院长过去25年中，默默得研究8体质医学，2016年开始引领着临床8体质研究会。因为这位的坚韧和热情，我通过临床8体质研究会的活动而了解了8体质医学。并且他最近几年通过8体质论来探究《寿世保元》。去年10月中旬，李康在院长在计划新书，并向我提出了日语翻译的建议，所以我参加了这次的出版工作。

这次计划是以《寿世保元》的卷之一为中心，用韩，中，日三国语言来编书。我认为这种尝试大概不仅是在韩国，在中国或者日本也是没有的独特而意义深远的工作。这期间，虽然我有许多把日文翻译成韩文的经验，反过来的情况却是第一次，因而很有负担。但是因为参与这种意义深远的事而高兴得接受并且集中精力进行了翻译。

在日本并非完全没有对于四象医学和8体质医学的介绍。有日文版《东医寿世保元》，也有关于四象医学临床的书籍。8体质医学由作为创始者的权度杭先生的讲演和专栏，通过学术期刊进行了介绍。但是现在在日本，体质医学完全没有存在感是实情。在这种情况下，我认为这是对于《寿世保元》的全新解释和体质医学的概念在日本被认知的绝好机会。我和李康在院长的希望一样，希望可以向在日本的"第一位读者"进行传达。

日文翻译者朴炳熙出生于庆尚南道镇海市，毕业于世明大学校韩医科大学，在病院和韩医院进行诊疗工作。对于语言学很有兴趣，因为在高中学习了日语，偶尔作些日文和中文翻译。我翻译的书籍和翻译的影像有《基础理论译释》(中文)，《伤寒论解说》，《临床应用汉方处方解说》，《类聚方广义解说》，《长野式治疗》，《腹诊的邀请》等。

■ 서배배 ■

서배배는 중국 남경에서 태어나서, 남경중의대에서 학부와 석사과정을 마치고 상해중의대에서 체질학전공으로 박사학위를 받았다. 박사재학시절 중의사인 남편과 함께 상해 남아의원 중의과에서 사상체질과 8체질을 위주로 진료를 하며 한의학의 정수인 체질의학에 대해 많은 관심을 갖고 연구하게 되었다. 이후 한국으로 이주하게 되어 동국대 한의대에 입학했다. 학부 재학 시절 이강재 원장이 주관하는 체질학교 소식을 접하고 많은 기대와 희망 속에서 체질학교 과정을 수료하면서 8체질에 대해 많은 깨달음을 얻게 되었다. 이때부터 이강재 원장과 연을 맺어 오고 있었는데 이강재 원장의 저술 소식과 번역 요청를 받고 중국에 한의학을 소개하는데 일조할 수 있다는 기쁨 속에 번역작업에 참여하게 되었다.

중국에서 한의학(韓醫學)은 단지 조선의학의 일부분일 뿐이며 한의학의 정수인 사상체질에 관한 내용은 〈동의수세보원〉 하나만 소개되었을 뿐이고 그마저도 거의 알려지지 않았다. 체질의학에 대한 이강재 원장의 끊임없는 연구와 노력이 중국에 한의학을 널리 알리는 데 도움이 되었으면 하는 바램이다. 그래서 〈동무 공의 생각〉을 중국어로 번역하는 작업에 참가하게 된 것이 매우 영광스럽고 한편으로는 막중한 책임감을 느낀다. 나의 번역으로 중국의 첫 번째 독자가 체질의학에 대해 관심을 갖게 되기를 바란다.

徐蓓蓓

徐蓓蓓出生于中国南京，于南京中医药大学完成了本科和硕士课程，之后于上海中医药大学获得了体质医学博士学位。博士在读期间，和作为中医师的丈夫一起在上海南亚医院中医科工作，主要应用四象医学和8体质来进行诊疗，对于作为韩医学精髓的体质医学有很大的兴趣并进行了研究。以后到韩国移居，并进入了东国大学韩医大学习。学部期间，得到了李康在院长主管的体质学校的消息，带着期待和希望进修了体质学校的课程并获得了许多启迪。从那时起得以和李院长结缘，直到这次得到了李院长著书的消息和翻译的邀请后，很高兴能在向中国介绍韩医学的事业中起辅助作用，因此参与了翻译工作。

在中国，韩医学只是朝鲜医学的一部分，连作为韩医学精髓的关于四象医学的内容也只有《东医寿世保元》这本书，并且鲜为人知。希望基于李康在院长对于体质医学不间断的研究和努力，可以使韩医学在中国广为流传中做一点帮助。所以这次应邀翻译中文版的《东武公的想法》，我感到即荣幸又责任重大。希望这次翻译让中国的第一个读者对四象体质医学产生兴趣。

徐蓓蓓

徐蓓蓓(ソ·ベベ)は中国の南京で生まれ、南京中医薬大学で学部と修士課程を終え、上海中医大学に体質学専攻で博士号を取得した。博士在学時代、中医師の夫と共に上海南亜医院の中医科で四象体質と8体質を中心として診療し、韓医学の精髄である体質医学について多くの関心を持って研究するようになった。その後、韓国に移住することになり、東国大学の漢医学科に入学した。学部在学時代、李康在院長が主管する体質学校の報に接し、多くの期待と希望の中で体質学校課程を修了して、8体質について多くのことを学んだ。その時から李康在院長と縁を結んでいたが、李康在院長の著述の報を接し、この本の翻訳の要請を受け、中国に韓医学を紹介することに一役買うことができるという喜びの中で翻訳作業に参加するようになった。

中国において韓医学は朝鮮医学の一部分に過ぎず、韓医学の精髄である四象体質に関する内容は『東医寿世保元』一つだけ紹介されただけで、ほとんど知られていない。体質医学に対する李康在院長のたゆまぬ研究と努力が、中国に韓医学をもっと知らせるのに役に立つことを願う。だから、『東武公の考え』を中国語に翻訳する作業に参加することが非常に光栄であり、かつは重い責任感を感じる。私の翻訳を通して、中国の最初の読者が体質医学に関心を持つようになることを望む。

동무공의 생각

초판 1쇄 인쇄일 2023년 1월 2일
초판 1쇄 발행일 2023년 1월 9일

지 은 이   이강재
번   역   박병희 · 서배배
만 든 이   이정옥
디 자 인   황현옥
만 든 곳   행림서원
           서울시 은평구 수색로 340 〈202호〉
           전화 : 02) 375-8571
           팩스 : 02) 375-8573
           이메일 pyung1976@naver.com
등록번호   25100-2015-000103호
ISBN   979-11-89061-11-1 93510
정   가   22,000원